당뇨병
걱정 없이
건강하게 사는 법

김영진 지음

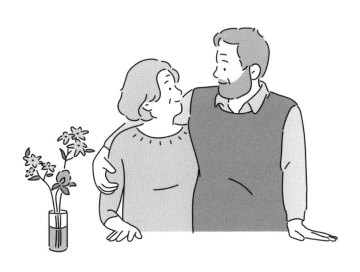

BM (주)도서출판 성안당

"당뇨병이 쓰나미처럼 몰려오고 있다"는 말이 실감 날 정도로 최근 당뇨병 발병률이 폭발적으로 증가하고 있습니다.

고령화 시대, 식습관과 생활습관의 변화, 비만 등의 다양한 이유로 당뇨병은 더 이상 중·장년층과 노년층에만 국한된 성인병이 아니라, 아이부터 노인까지 평생에 걸쳐 겪을 수 있는 대표적인 '생활습관병'이 되었습니다. '생활 습관병'이라는 부드러운 표현 때문인지는 몰라도 대부분의 사람이 당뇨병의 심각성을 느끼지 못하다가 합병증이 하나둘씩 발생하면 그제서야 심각하게 받아들입니다. 특히 남성은 발기부전으로 진행될 수 있어 치료보다 예방이 중요한 질병이라 할 수 있습니다.

당뇨병은 만병의 근원으로 알려져 있고, 무엇보다 사전 예방이 중요한데도 현재의 사회적 시스템으로는 예방이 불가능합니다. 또한 장기간(평균 10~15년)에 걸쳐 서서히 진행되는 질병이기 때문에 정기 검진에서 당뇨병이라는 진단이 내려지기 전까지는 자신이 당뇨병 예비군이라는 사실조차 감지하지 못합니다.

저는 미국 Nutrition Therapy Institute에 입학해 21세기 최첨단 '홀리스틱 영양학'을 공부하면서 '숨어 있는 당뇨병의 발생 및 예방과 개선'에 관련한 지식을 습득했습니다. 이 지식을 사랑하는 가족, 친구, 더 나아가 모든 사람과 공유하는 것도 사회에 공헌하는 일이라 생각합니다. 따라서 "당뇨병 전문의도 아닌 사람이…."와 같은 편견에서 벗어나 이 책을 열린 마음으로 살펴본다면 최근에 밝혀진 새로운 정보를 얻을 수 있으리라 확신합니다.

이 책의 1부에서는 100세 이상 장수한 사람들의 공통점을 살펴본 후, 2부에서 본격적으로 당뇨병의 종류와 당뇨병 합병증의 무서움에 대해 소개하고, 3, 4부에서는 이런 골치 아픈 당뇨병의 진짜 원인은 무엇이며, 어떻게 예방하고 극복해야 하는지 정리했습니다.

5부에서는 당뇨병을 예방·개선하기 위해 가장 중요한 식생활, 즉 어떤 음식을 섭취해야 하는지, 6부는 당뇨병 환자를 비롯한 많은 사람이 소홀히 여기는 비타민과 미네랄의 중요성을 설명하고, 모두가 꼭 알아야 하는 당뇨병에 대한 기초적인 지식을 Q&A 형식으로 정리하며 마무리합니다.

이 책으로 얻을 수 있는 가장 값진 정보는 '숨어 있는 당뇨병'을 찾아내고, 최신 영양학을 근거로 식생활과 생활습관을 개선하는 것입니다. 그리하면 소리 없이 다가오는 당뇨병을 예방·개선할 수 있으며, 99세까지 88(팔팔)하게 무병장수할 수 있다고 확신합니다.

2019년 늦가을
김영진

3부 **당뇨병의 진짜 원인**

4부   당뇨병을 예방·개선하기 위한 방법

6부 왜 비타민과 미네랄이 중요한가?

7부 당뇨병 예방과 개선을 위한 Q&A

1부

장수한 사람들의 공통점

'건강은 행복의 어머니'라는 말처럼
건강한 삶을 사는 것은 우리 모두의
소망입니다. 하지만 뜻하지 않은 사고나
질병으로 평균 수명의 절반도 살지 못하는
사람이 있는 반면, 100세 이상 장수한 사람도
있습니다. 1부에서는 장수한 사람에게는 어떤
공통점이 있는지 알아보겠습니다.

①

100세 이상은 당뇨병이
거의 없다

2015년도 유엔 인구 통계에 따르면, 전 세계에서 100세 이상 장수한 사람은 43만 4,000명이며, 100세 이상 고령자가 많은 미국·일본·중국이 전 세계 장수인의 40퍼센트, 한국은 0.7퍼센트를 차지하고 있습니다.

우리나라 통계청 발표에 따르면, 2017년 국내 인구의 13.8퍼센트가 65세 이상인 725만 7,288명입니다. 이 중에서 100세 이상 고령자는 3,908명으로, 여성이 3,358명(86퍼센트), 남성이 550명(14퍼센트), 여성과 남성의 비율이 6:1입니다.

장수인이 많기로 소문난 일본은 2018년 9월 1일 기준으로 총인구의 28.1퍼센트가 65세 이상인 3,557만 명입니다. 이 중에서, 100세 이상 고령자는 69,785명으로, 여성이 61,454명(88퍼센트), 남성이 8,331명(12퍼센트), 여성과 남성의 비율은 약 7.4:1입니다.

유엔이 제시한 기준에 따르면, 한 국가의 총인구 중 65세 이상의 인구 비율이 7퍼센트 이상이면 '고령화 사회', 14퍼센트 이상이면 '고령 사회', 20퍼센트 이상이면 '초고령 사회'로 분류합니다. 따라서 한국은 '고령 사회', 일본은 '초고령 사회'로 분류됩니다.

장수한 노인들의 수명에 관심이 많은 일본 게이오대학교 '100세 종합연구센터' 연구팀이 1992년부터 도쿄에 거주하는 100세 이상의 남녀 302명을 대상으로 15년 동안 추적·조사한 내용에 따르면, 장수한 사람 중에는 당뇨병·암·치매 환자가 매우 적은 것으로 나타났습니다.

‖ 100세 이상 장수인의 질병 발생률

(단위: 퍼센트)

질환의 종류	남녀 평균	남자	여자
고혈압	62.8	61.5	64.1
골절	38.5	24.6	52.3
백내장	44.1	40.0	48.1
심장질환	27.9	26.2	29.5
호흡기질환	21.8	24.6	19.0
뇌혈관장애	18.5	23.1	13.9
암	13.1	18.5	7.6
당뇨병	5.5	4.6	6.3

(출처: Michiyo Takayama 등, Journal of Gerontology, 2007, p. 774~782)

이 연구팀의 설명에 따르면, 70대 노인 중 당뇨병 환자는 20퍼센트 정도인데, 100세 이상 장수한 사람 중 당뇨병 환자는 6퍼센트에 불과했으며, 대부분은 당뇨병, 동맥경화 질환이 거의 없었습니다. 그리고 영양 상태가 좋은데도 뚱뚱한 사람이 매우 적다는 점, 인생 목표가 뚜렷하고 의욕적으로 생활하고 있다는 점, 착한 호르몬인 '아디포넥틴'이 많이 분비되고 있다는 점, 과일을 즐겨 섭취하고 있다는 점 등의 사실을 알 수 있었습니다.

앞의 표에서 여성의 골절률이 남성보다 2배 이상, 남성의 암 발병률은 여성보다 2.5배 이상, 뇌혈관장애는 2배 가까이 많다는 점을 알 수 있습니다. 여성의 골절률이 높은 이유는 갱년기를 거치면서 여성 호르몬이 줄어들어 골다공증이 발생하기 때문입니다. 따라서 100세 이상 장수하기 위해서는 당뇨병, 암, 혈관장애가 없어야 한다는 것을 알 수 있습니다.

2

인슐린과 염증의 수치가
매우 낮다

혈중 인슐린 수치

2003년 미국 하버드대학교 조슬린당뇨병연구소 소장 'C 로널드 칸' 교수는 인슐린 수용체가 작동하지 않게 한 쥐가 일반 쥐보다 4개월 더 장수했다는 논문을 발표했는데, 이를 사람으로 환산하면 10년에 해당하는 기간입니다. 이 논문의 주된 내용은 인슐린 농도를 낮게 유지하는 것이 장수의 비결이라는 것입니다.

앞서 언급한 것처럼 100세 이상 고령자들의 공통점은 당뇨병이 없는 것이며, 또한 당뇨병과 밀접한 관련이 있는 '인슐린 수치'가 매우 낮다는 것입니다.

대부분의 사람은 '인슐린'을 '혈당 수치를 낮춰주는 착한 호르몬'이라고 생각합니다. 하지만 인슐린은 혈당 수치를 낮춰주는 역할 외에도 칼로리를 과잉 섭취하면, 비만과 노화를 촉진하는 역할을 하기 때문에 '혈당 수치 강하 호르몬', '비만 호르몬', '노화 호르몬'이라는 다양한 이름으로 불립니다. 또한 인슐린은 암 발생을 촉진하고 간암, 췌장암, 자궁내막암의 위험성을 2배 정도 높입니다.

이처럼 인슐린 자체에 각종 질병을 촉진하는 작용이 있기 때문에 가능하면 인슐린이 적게 분비되는 식생활을 해야 합니다. 인슐린 분비에는 칼로리 과잉 외에도 불규칙한 생활습관 및 영양 불균형이 많은 영향을 미치고 있습니다.

오늘날의 식생활은 단순 탄수화물 과다 섭취와 가공식품 위주로 변했기 때문에 식이섬유, 비타민, 미네랄, 항산화물질이 매우 부족합니다. 그 결과, 인슐린이 과다 분비되고 있는데도 대부분의 사람은 이 사실을 전혀 모르고 현재의 식생활을 당연한 듯이 받아들이고 있습니다.

이러한 환경 속에서 당뇨병 걱정 없이 무병장수를 원한다면 인슐린이 적게 분비되도록 해주는 복합 탄수화물과 신선한 채소 및 과일 위주의 식생활을 하는 것이 가장 중요합니다. 즉, 이제까지의 식생활과는 전혀 다른 방향으로 개선해야 평생 건강이라는 종점에 도달할 수 있습니다. 이를 위해서는 가장 먼저 내비게이션 역할을 하는 21세기 최첨단 영양학에 관심을 갖는 것이 현명하다고 생각합니다.

염증 수치

65세 이상의 고령자가 총인구의 4분의 1이 넘는 일본에는 100세 이상의 사람이 7만 명 정도인데, 이들의 특징은 체격이 날씬하고 염증 수치가 매우 낮다는 것입니다.

2013년 일본 게이오대학교 연구팀이 100세 이상의 고령자 684명과 85~99세의 870명, 총 1,554명을 10년 동안 추적·조사한 결과에 따르면, 염증의 유무와 정도를 반영하는 혈액 속의 '염증 인자 수치'가 매우 낮고, 치매가 없었습니다. 특히, 100세 이상 고령자의 염증 수치는 일반인들과 비교해 10분 1밖에 되지 않았습니다.

이처럼 염증 수치가 낮다는 것은 신체의 모든 조직이 정상적으로 작동한다는 증거입니다. 어떤 특정 부위에 암을 일으키는 종양, 고혈압을 일으키는 혈관의 염증, 소장과 대장에 구멍이 뚫려 있는 장누수증후군, 치매를 일으키는 뇌혈관질환과 같은 질병이 없으며, 심장질환과 뇌졸중을 일으키는 콜레스테롤과 중성지방 수치가 매우 낮다는 것을 의미합니다.

염증을 일으키는 물질에는 활성산소, 인터로이킨-6, 종양괴사인자(TNF-α) 등이 있는데, 잘못된 음식 선택으로 비만인의 비만세포에서 끊임없이 분비되는 악성 물질의 일종입니다. 따라서 염증 수치를 줄이기 위해서는 활성산소의 발생을 억제하고, 비만세포를 정상적인 지방세포로 바꾸는 음식을 선택해야 하며, 생활방식을 개선해야 합니다.

특히 만성염증은 우리 신체 곳곳에 문제를 일으키며 천천히 몸을 망가뜨립니다. 잇몸의 염증을 치료하지 않으면, 잇몸과 치아 사이로 세균이 침입해 각종 질환을 유발합니다. 그리고 소장이나 대장에 염증이 발생해 구멍이 뚫려 있으면, 몸에 이물질이 흡수돼 각종 혈관 질환은 물론, 아토피성 피부염·기관지 천식·치매·우울증·암 등을 유발하기도 합니다.

③

아디포넥틴과 DHEA-S의 수치가
매우 높다

착한 호르몬, 아디포넥틴

건강한 사람의 지방세포에서 많이 분비되는 호르몬인 '아디포넥틴 (Adiponectin)'은 인체에 매우 유익하기 때문에 '착한 호르몬', '혈관 수리공', '불을 끄는 소방대원'이라고도 불립니다.

일본 게이오대학교 연구팀이 100세 이상의 여성 66명과 체질량지수(BMI)가 동일한 젊은 여성 66명의 '아디포넥틴 평균 수치'를 비교·조사한 결과에 따르면, 100세 이상의 고령자가 젊은 여성들보다 2배나 높습니다.

비만인의 지방세포에서 분비되는 각종 악성 호르몬은 몸속에서 여러 가지 문제를 일으키지만, 건강한 사람에게서 분비되는 호르몬인 아디포넥틴은 인체에 매우 유익한 역할을 합니다. 이를 간단히 정리하면 다음과 같습니다.

- 비만 예방
- 암 예방과 개선
- 고혈압 예방과 개선
- 당뇨병 예방과 개선
- 동맥경화 예방과 개선

이처럼 착한 역할만 하는 아디포넥틴이 감소하면 혈중 인슐린 저항성이 높아지고, 복부비만과 동맥경화가 발생해 결국 대사증후군으로 진행됩니다. 아디포넥틴이 많이 분비되도록 하려면 올바른 음식 선택과 생활방식 개선이 매우 중요합니다.

호르몬의 어머니, DHEA-S

장수에 관한 연구로는 미국 메릴랜드주 볼티모어에 거주하는 65세 이상의 남성 700여 명을 대상으로 25년 동안의 생활을 추적·조사한 자료가 가장 유명합니다. 이 자료에 따르면, 장수한 사람은 혈중 인슐린 수치는 낮고, DHEA-S 수치[1]는 높은 것을 알 수 있습니다.

'DHEA-S 호르몬'은 여성 호르몬, 남성 호르몬, 코르티솔을 비롯한 50여 종류의 호르몬을 생성해 '호르몬의 어머니', '장수 호르몬'이라고도 불립니다. 이 호르몬이 피부에 많으면 피부가 젊어지고, 근육에 많으면 근육이 증강되며, 뇌에 많으면 치매 예방 효과가 있습니다. 또한 지방조직에 작용하면 인슐린 감수성이 향상돼 당뇨병과 대사증후군 예방 효과가 있습니다.

미국에서 25년 후의 생존율에 관한 역학조사를 실시한 결과, DHEA-S 수치가 낮은 사람은 생존율이 55퍼센트에 불과했지만, 수치가 높은 사람은 75퍼센트였습니다.

DHEA-S 호르몬은 6~7세 때부터 분비되기 시작해 20세 전후에 정점에 달했다가 나이가 들어가면서 줄어듭니다. 70세에는 정점이었을 때의 20퍼센트, 85~90세에서는 5퍼센트 정도로 감소한다는 보고가 있습니다. DHEA-S 호르몬은 다음과 같은 역할을 합니다.

- 성적 욕구를 일으킨다
- 여성의 불임증을 개선한다
- 고지혈증·동맥경화를 예방한다

1　여기서 말하는 'DHEA-S'는 '디하이드로에피안드로스테론(Dehydroepiandrosterone, DHEA)'과 '디하이드로에피안드로스테론 황산염(Dehydroepiandrosterone sulphate, DHEA-S)을 가리킵니다. 주로 부신(副腎)에서 분비되는 호르몬이지만, 혈액 속에서는 대부분 DHEA-S로 존재합니다.

- 알츠하이머 치매를 예방·개선한다
- 인슐린 역할을 도와 당뇨병을 예방한다
- 스트레스를 완화해 삶의 의욕을 고취시킨다
- 근력을 유지하고, 신진대사를 높이며, 체지방을 줄인다
- 면역력을 향상시켜 염증을 억제하거나 종양을 예방한다

DHEA-S 호르몬에 관해서 모든 것이 밝혀지지 않았지만, 앞서 언급한 것처럼 다양한 질병의 예방과 개선에 효과가 있다는 것은 많은 학자의 연구로 점차 밝혀지고 있습니다.

'장수 호르몬'이라 불리는 DHEA-S가 많이 분비되도록 하려면 콩에 포함된 항산화물질인 이소플라본을 많이 섭취해야 합니다. DHEA-S가 많이 포함된 식품으로는 등푸른생선, 산에서 채취하는 마가 있습니다.

또한 적당한 운동을 해야 합니다. 노인에게 30분 정도 걷기 운동을 하게 했더니, 운동 전에 55마이크로그램(㎍/㎗)이었던 호르몬 수치가 658까지 향상됐다는 자료도 있습니다. 하지만 스트레스를 받으면 분비량이 대폭 줄어들기 때문에 가능하면 스트레스를 받지 않는 환경을 조성하는 것이 중요합니다.

4

노익장을 과시한
100세 이상의 사람들

세계적으로 유명한 미국의 혈관외과 전문의 '마이클 드베키 (1908~2008년)' 박사는 1996년 88세 때 러시아 대통령 '보리스 옐친'의 심장수술을 직접 주도해 주위 사람을 놀라게 했습니다. 그뿐 아니라 99세까지도 열정적으로 환자들을 돌보다 100세에 현직에서 은퇴했는데, 이때까지도 건강한 생활을 했습니다.

젊은 의사도 힘들어하는 여러 시간의 수술을 해낸 88세 노인의 강인한 체력의 비결은 인슐린이 적게 분비되는 한 끼 식사와 과일 위주의 두 끼 식사였습니다. "하루에 세 끼는 반드시 밥(탄수화물)을 먹어야 기운이 난다"라고 주장하는 사람들에게는 상당히 충격적인 사실이라 할 수 있습니다.

또 다른 사례로는 107세의 세계 최고령 미국인 이발사 '앤서니 만치넬리'가 있습니다.

일본에서 발행된 『인생 100년의 습관(人生100年の習慣)』(2018년 출판)에는 만치넬리가 안경도 쓰지 않고 서서 이발하는 사진이 실려 있습니다(유튜브의 YTN NEWS에서 확인할 수 있습니다).

107세의 노인이 안경 없이 남의 머리를 깎는 것은 결코 쉬운 일이 아닙니다. 또한 자동차 운전도 젊은이 못지않게 하고 있어 주변 사람들로부터 "아직도 운전을 하시나요?"라는 질문을 많이 받는다고 합니다. 70대 이상 고령자의 운전이 이슈가 되고 있는 현실은 우리에게 시사하는 바가 크다고 할 수 있습니다.

미국의 '레시 브라운'이라는 여성은 114세까지 생존한 최고령자입니다. 그녀가 100세 이상 장수할 수 있었던 건강 비결 중 하나는 '고구마'였습니다. 고구마에는 식이섬유·각종 미네랄·항산화물질이 풍부해 혈중 지방과 콜레스테롤 배출에 많은 도움을 주고, 당뇨병 예방에도 탁월한 효능이 있습니다.

앞에서 언급한 100세 이상 장수한 사람들의 가장 큰 공통점은 당뇨병 걱정 없는 식생활을 했다는 것입니다.

2부

당뇨병의
현주소

오스트레일리아의
국제당뇨병연구소는 "당뇨병은
21세기에 가장 골치 아픈 건강 문제
중 하나가 될 것이다"라고 발표했습니다.
당뇨병은 마치 유행병처럼 전 세계적으로
확산되고 있는 추세인데, 어느 날 갑자기
발생하는 것이 아니라 평균 10~15년의
잠복기를 거쳐 서서히 나타나는 질병입니다.
그래서 당뇨병을 가리켜 '소리 없이 다가오는
살인마'라고 부르기도 합니다.

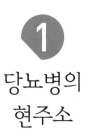

당뇨병의
현주소

국제당뇨병연맹(International Diabetes Federation, IDF)은 "2017년을 기준으로 전 세계 당뇨병 환자는 4억 5,100만 명(18~99세), 예비군은 약 3억 3,400만 명, 임신 중 고혈당 환자는 1,230만 명으로 추정된다. 2017년에는 당뇨병으로 사망한 사람이 전 세계적으로 약 500만 명에 이를 것이다"라고 발표했습니다. 미국 인구조사국에서 발표한 2017년 12월 말의 세계 인구는 76억 명이므로 전 세계 10분의 1이 넘는 사람들이 당뇨병으로 고생하고 있는 셈입니다.

국제당뇨병연맹은 "매년 무서운 기세로 급증하고 있는 당뇨병이야말로 이제껏 겪은 건강 대란 가운데 가장 큰 재앙이 될 가능성이 있다"라고 발표했습니다.

‖ 2017년 세계 당뇨병 인구(상위 10개국)

순위	국가	당뇨병 인구
1	중국	1억 1,440만 명
2	인도	7,290만 명
3	미국	3,200만 명
4	브라질	1,250만 명
5	멕시코	1,200만 명
6	인도네시아	1,030만 명
7	러시아	850만 명
8	이집트	820만 명
9	독일	750만 명
10	파키스탄	750만 명

(출처: 국제당뇨병연맹)

‖ 2017년 제1형 당뇨병(20세 미만) 인구(상위 10개국)

순위	국가	당뇨병 인구
1	미국	16만 9,900명
2	인도	12만 8,500명
3	브라질	8만 8,300명
4	중국	4만 7,000명
5	러시아	4만 3,100명
6	알제리	4만 2,500명
7	영국	4만 300명
8	사우디아라비아	3만 5,000명
9	모로코	3만 1,800명
10	독일	2만 8,600명

(출처: 국제당뇨병연맹)

❖ 미국

질병예방통제센터의 통계에 따르면, 2015년 기준으로 미국 인구의 10퍼센트에 해당하는 3,200만 명 이상이 당뇨병을 앓고 있는데, 이들 중 일부는 자신이 당뇨병 환자라는 사실조차 모르고 있다고 합니다. 또한 해마다 약 80만 명 이상이 당뇨병 환자로 등록되고 있는 실정입니다.

❖ 싱가포르

30~69세 사이 인구의 약 3분의 1에 이르는 당뇨병 환자 때문에 골머리를 앓고 있습니다. 싱가포르 정부는 당뇨병과의 전쟁을 선포하고, 당뇨병을 없애기 위한 국가적인 노력을 기울이고 있습니다.

❖ 영국

제1형(소아) 당뇨병과 제2형(성인) 당뇨병 증세가 혼합된 1.5형 당뇨병 환자가 늘어나고 있습니다. 이러한 당뇨병은 정확한 진단도 문제지만 치료도 어렵다고 합니다.

❖ 일본

일본 생활습관병예방협회의 발표에 따르면, 성인 5명 중 1명이 당뇨병 환자이며 예비군까지 포함하면 2,000만 명이 넘는 사람들이 당뇨병을 앓고 있다고 합니다.

❖ 인도

인도의 한 의사는 "1990년에는 40세 미만의 당뇨병 환자가 거의 없었다. 하지만 요즘에는 환자 2명 중 1명이 40세 미만이다"라고 말했습니다. 당뇨병은 중장년층에서 주로 발견되는 질병이었지만, 식생활의 변화와 스트레스로 젊은층도 당뇨병에서 안전하지 않게 됐습니다.

❖ 한국

2019년 건강보험심사평가원의 발표에 따르면, 2018년 기준으로 30세 이상 성인 7명 중 1명, 즉 302만 명이 당뇨병 환자라고 합니다. '숨은 당뇨병 환자'로 알려진 예비군 200만 명까지 포함하면 500만 명으로, 인구 10명 중 1명이 당뇨병 환자 또는 예비군인 셈입니다. 당뇨병 사망률은 인구 10만 명당 32.3명으로, 경제협력개발기구(OECD)의 평균 22.8명보다 46퍼센트나 높습니다.

앞에서 살펴본 바와 같이 당뇨병은 유행처럼 전 세계로 확산되고 있습니다. 하지만 세상에 원인이 없는 결과는 없습니다. 당뇨병의 발생 원인과 초기 증상을 알고, 어떻게 예방하고 극복해야 하는지 올바로 안다면, 불행한 결과를 피할 수 있습니다.

연령별 당뇨병 환자 비율

인터넷의 발달로 당뇨병에 관련된 정보를 다양하게 접할 수 있게 됐지만, 환자 수는 여전히 증가일로에 있습니다. 대한당뇨병학회가 국내 당뇨병 역학조사를 근거로 발표한 'Diabetes Fact Sheet in Korea 2016'에 따르면, 30세 이상의 성인 7명 중 1명이 당뇨병 환자로 나타났습니다. 더욱이 65세 이상 노령층 환자가 30퍼센트를 넘어선 데다 전체 인구 가운데 당뇨병 전 단계(공복 혈당 장애) 비율은 25퍼센트나 돼, 머지않은 장래에 당뇨병 환자가 엄청나게 증가할 것으로 예상됩니다.

당뇨병 환자는 나이가 들수록 급증해 남성 환자는 30대에 3.1퍼센트, 40대에 12.1퍼센트, 50대에 18.8퍼센트, 60대에 33.1퍼센트, 70세 이상은 27.2퍼센트로, 60대가 가장 높습니다. 여성 환자는 남성 환자보다 상대적으로 낮았지만 30대에 2.1퍼센트, 40대에 5.7퍼센트, 50대에 11.1퍼센트, 60대에 24.1퍼센트, 70세 이상은 33.8퍼센트로 50대와 60대에 폭발적으로 늘어나기 시작해, 70세 이상은 3분의 1이 당뇨병 환자로 밝혀졌습니다.

당뇨병 환자가 급증하는 세대는 남녀 모두 50대부터이며, 환자 중 48.6퍼센트가 BMI 25 이상의 비만인이었습니다. 더욱이 환자의 54.7퍼센트는 고혈압, 31.6퍼센트는 고지혈증을 동반한 대사증후군을 앓고 있는 사람들이었습니다. 이 결과로 당뇨병 예방에는 체중

∥ 남성 당뇨병 환자 비율

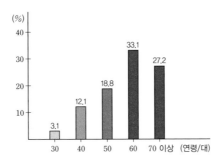

∥ 여성 당뇨병 환자 비율

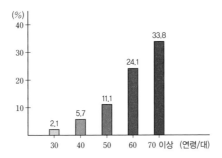

감소와 음식물 선택이 중요하다는 것을 알 수 있습니다.

이를 위해서는 당뇨병에 관한 전문의(專門醫) 수준의 지식이 아니라 누구나 실천할 수 있는 기초적인 지식이 필요합니다. 즉, 당뇨병의 진짜 원인은 무엇인지, 숨어 있는 당뇨병은 어떤 것인지, 건강검진 제도의 허점은 무엇인지, 어떤 음식을 선택해 섭취해야 하는지 정도의 간단한 핵심 내용을 숙지하고 있는 것이 좋습니다.

② 당뇨병의 판정 기준

당뇨병은 혈당 수치를 근거로 판정합니다. '혈당(血糖)'은 혈액(血液) 속에 포함된 포도당(葡萄糖), '혈당 수치(血糖數値)'는 혈액 속에 존재하는 포도당의 농도를 가리키는 수치로, 신체의 컨디션과 활동량에 따라 변하지만, 정상인의 경우에는 일정한 범위에 머물러 있습니다. 정상인은 공복 시 수치가 평균 70~100mg/dℓ 정도이고, 식후에는 혈당 수치가 오르기는 하지만 대개 140mg/dℓ을 초과하지 않습니다.

혈당 수치가 지나치게 높으면 포도당이 소변으로 배출되는데, 이를 '당뇨'라고 합니다. '당뇨(糖尿)'란, 글자 그대로 소변(尿)에 당분(糖分)이 많이 포함돼 있다는 뜻입니다. 병원에서 당뇨 검사를 받지 않아도 자신이 당뇨병 환자인지 아닌지는 개미가 많은 곳에서 소변을 보았을 때, 개미나 벌레가 많이 모여드는지로 판단할 수 있습니다.

그러나 건강한 사람의 혈중 포도당은 신장에서 재흡수되므로 소변으로는 배출되지 않습니다. 하지만 혈액 속의 포도당이 한계를 초과하면 소변으로 배출되고, 이때 혈당 수치는 170mg/㎗ 이상입니다. 고혈당인데도 사람에 따라서는 초기에 소변으로 포도당이 배출되지 않는 경우도 있으므로 주의가 필요합니다.

‖ 당뇨병 진단 기준

(단위: mg/㎗)

구분	공복 혈당	식후 2시간 혈당	경구당부하
정상형(A)	100 미만	140 이하	140 이하
정상형(B)	101~109		
경계형	110~125	141~199	141~199
당뇨병	126 이상	200 이상	200 이상

당뇨병은 일반적으로 1차 건강검진에서 공복 혈당만으로 판정하고, 당뇨병이 의심되는 경우에는 추가로 경구당부하검사(經口糖負荷檢査)를 권장하고 있습니다. 경구당부하검사는 식후 8시간이 지난 시점에 포도당 75그램을 물에 녹여 마시고 2시간 후에 채혈해 혈당 수치를 측정하는 것입니다. 하지만 혈당 수치는 신체의 컨디션(스트레스, 수면 부족, 고혈압, 피로, 불규칙한 식생활 등)과 활동량에 따라 변하기 때문에 이러한 방법만으로는 당뇨병이라고 판단할 수 없습니다. 따라서 당뇨병 전문의는 당화혈색소 비율을 공복 혈당 수치보다 더 중요시

하고 있습니다.

'당화혈색소'란 포도당이 결합된 혈색소를 말하며, 혈당이 높으면 이 혈색소가 증가하므로, 혈당 조절이 잘 되었는지 판단하는 기준입니다.

‖ 당화혈색소 비율로 판정하는 경우

당화혈색소(퍼센트)	판정
5.6 이하	정상 수치로 판정
5.7~6.0	경계형(당뇨병으로 진행될 가능성이 있는 고위험군)
6.1~6.4	심각한 수준의 경계형(당뇨병으로 진행되고 있음)
6.5~6.9	당뇨병으로 판정
7.0~7.9	합병증 발생하기 시작(동맥경화로 손발이 저림, 시력 저하, 신장질환 등)
8.0 이상	합병증이 상당히 진행된 상태임

‖ 당화혈색소 비율을 혈당 수치로 환산할 경우

당화혈색소(퍼센트)	평균 혈당 수치 (mg/dℓ)	당화혈색소(퍼센트)	평균 혈당 수치 (mg/dℓ)
5.0	90~105	9.0	210~240
5.5	110~118	10.0	240~275
6.0	120~135	11.0	270~310
6.5	135~153	12.0	300~345
7.0	150~170	13.0	330~380
8.0	180~205	14.0	360~415

앞의 표에 제시된 당화혈색소(HbA1c) 비율을 혈당 수치로 환산한 것은 나라와 협회에 따라 다르므로 참고용으로 활용하기 바랍니다.

미국당뇨병학회(ADA)의 표준 진료지침에 따르면, 당뇨병 환자의 혈당 수치 목표는 당화혈색소 비율 7퍼센트 미만으로 정하되, 합병증이 없고 저혈당 발생률이 적은 경우에는 목표 수치를 6.5퍼센트 이하, 합병증 발생과 저혈당인 경우에는 8퍼센트 미만으로 정할 것을 권하고 있습니다. 반면 우리나라에서는 당뇨병 환자의 당화혈색소 목표 수치를 6.5퍼센트 미만으로 정할 것을 권장하고 있습니다. 우리나라가 미국보다 당뇨병 관리 기준이 엄격한 이유는 "우리나라 당뇨병 환자는 췌장이 잘 망가지기 때문"이라는 한 전문의의 주장도 있습니다.

■ 당뇨병 선별검사 권고안(대한당뇨병학회)

❶ 당뇨병의 선별검사는 공복 혈당, 경구당부하검사 또는 당화혈색소로 한다.

❷ 당뇨병의 선별검사는 40세 이상의 성인이나 위험인자가 있는 30세 이상의 성인을 대상으로 매년 시행하는 것이 좋다.

❸ 공복 혈당 장애 또는 당화혈색소 수치가 다음에 해당하는 경우에는 추가 검사를 시행한다.

- **1단계** 공복 혈당 100~109mg/dℓ 또는 당화혈색소 5.7~ 6.0퍼센트인 고위험군은 매년 공복 혈당 및 당화혈색소 측정
- **2단계** 공복 혈당 110~125mg/dℓ 또는 당화혈색소 6.1~6.4퍼센트의 경우에는 경구당부하검사 시행

■ 당뇨병 진단 기준 권고안(대한당뇨병학회)

❶ 정상 혈당은 최소 8시간 이상 음식을 섭취하지 않은 상태에서 공복 혈당 100mg/dℓ 미만이고, 75그램 경구당부하 2시간 후 혈당 140mg/dℓ 미만으로 한다.

❷ 공복 혈당 장애는 공복 혈당 100~125mg/dℓ이다.

❸ 내당능장애는 75그램 경구당부하 2시간 후 혈당 140~199mg/dℓ이다.

❹ 다음 중 한 항목에 해당하면 당뇨병으로 진단한다.
  • 공복 혈당 126mg/dℓ 이상: 이 기준은 명백한 고혈당이 아니라면 다른 날에 검사를 반복해 확인해야 한다.
  • 당뇨병의 전형적인 증상(다뇨, 다음, 설명되지 않는 체중 감소)과 임의 혈당 200mg/dℓ 이상
  • 75그램 경구당부하검사 후 2시간 혈당 200mg/dℓ 이상
  • 당화혈색소 6.5퍼센트 이상

❺ 당화혈색소 5.7~6.4퍼센트에 해당하는 경우에는 당뇨병 고위험군으로 진단한다.

당화혈색소 비율을 중요시하는 이유는 적혈구의 수명이 보통 100~120일 정도이므로(현재 혈액 속의 적혈구는 금방 만들어진 적혈구와 수명을 거의 다한 적혈구까지 다양하게 존재하므로) 120일의 절반인 60일을 기준으로 해야 과거 60일 동안의 혈당 조절 상태를 알 수 있기 때문입니다.

앞서 살펴본 다양한 당뇨병 검사 중 의사가 가장 중요시하는 검사는 당화혈색소입니다. 하지만 2년마다 하는 정기검진 항목에 당화혈

색소 검사는 누락돼 있습니다. 그리고 숨어 있는 당뇨병을 발견하려면 식후 1시간과 2시간째의 혈당검사가 무엇보다 중요한데, 이 검사 역시 정기검진 항목에 포함돼 있지 않아 참으로 안타깝습니다.

혈당 수치를 잘 관리해 당화혈색소 비율을 1퍼센트 줄이면 각종 질환이 감소합니다. 심근경색이 14퍼센트, 백내장이 19퍼센트, 모세혈관질환이 37퍼센트, 말초혈관 질환이 43퍼센트, 당뇨로 인한 사망률은 21퍼센트 감소한다는 보고도 있습니다.

고혈당 판정 기준

건강한 사람이라도 식후 30분~1시간 정도 지나면 혈당 수치가 일시적으로 올라가지만, 인슐린 분비로 대개 140mg/dℓ을 초과하지 않도록 조절됩니다. 그리고 2시간 정도 지나면 원래 상태로 되돌아옵니다. 당뇨병 예비군의 경우는 당뇨병 환자와 정상인의 중간 정도에 해당한다고 생각하면 됩니다.

하지만 당뇨병 환자의 경우에는 인슐린이 제대로 분비되지 않거나 인슐린 저항으로 혈당 수치가 좀처럼 내려가지 않는데, 이러한 상태를 '고혈당(高血糖)'이라고 합니다. 자신이 고혈당 상태인지 아닌지를 판정하는 데는 다음 수치를 참고하기 바랍니다.

- BMI가 22 이상인 경우

- 중성지방이 150mg/dℓ 이상인 경우

- 공복 혈당 수치가 126mg/dℓ 이상인 경우

- 총콜레스테롤 수치가 220mg/dℓ 이상인 경우

- LDL콜레스테롤 수치가 140mg/dℓ 이상인 경우

- HDL콜레스테롤 수치가 40mg/dℓ 이하인 경우

- 혈압이 최고 140mmHg, 최저 90mmHg 이상인 경우

제가 건강 강좌에서 많은 사람에게 위 사항을 예로 들어 설명하면 여성들은 즉시 각종 수치를 낮추려고 노력하기 시작합니다. 하지만 남성들은 '수치가 높아지면 약물로 다스리면 되겠지!'라고 생각하며 노력하지 않는 경향이 있습니다.

"당신은 당뇨병입니다!"라는 진단을 받으면 이미 때는 늦은 것입니다. 당뇨병 환자라는 진단을 받지 않았더라도 위 사항 중에서 한 가지라도 해당하면 약물에만 의존하려 하지 말고 식생활과 생활습관을 신속하게 바꿔야 한다는 것을 명심하시기 바랍니다.

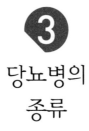

당뇨병의 종류

　당뇨병은 대체로 50세가 지나면 나타나기 시작해 노년층이 될수록 많이 발생하는데, 요즘은 나이 어린 10대 청소년부터 노인에 이르기까지 전 세대에 걸쳐 발생하고 있습니다. 당뇨병은 인슐린이 충분히 분비되지 않거나 분비되더라도 제대로 작용하지 않아 만성적인 고혈당 상태가 지속되는 심각한 질병인데도 약물로 다스리면 된다는 안이한 생각이 문제입니다.

　당뇨병은 제1형 당뇨병, 제2형 당뇨병, 임신성 당뇨병, 기타 유전자 이상이나 질환에 따라 나눌 수 있고, 이 중 제1형 당뇨병이 5퍼센트 이하, 제2형 당뇨병이 95퍼센트를 차지하고 있습니다. 당뇨병 중에서 비교적 높은 비중을 차지하고 있는 제1형과 제2형의 차이점을 이해하기 쉽게 정리하면 다음과 같습니다.

‖ 제1형 당뇨병과 제2형 당뇨병

구분	제1형 당뇨병	제2형 당뇨병
체형	비만이나 운동 부족과는 관계가 없음	비만인에게 많지만, 당뇨병에 걸리면 체중이 감소하는 사람도 있음
발병하는 연령	15세 이하의 어린이나 사춘기 청소년에게 발생함	대개 중장년층에서 발생하지만, 최근에는 젊은층에도 발생함
성별	남녀 관계없음	남성이 여성보다 많음(10:7)
환자 비율	약 5퍼센트 이하	약 95퍼센트 정도
치유 방법	췌장에서 인슐린이 전혀 분비되지 않음. 약물요법은 효과가 없으므로 인슐린 주사에만 의존함	인슐린이 적게 분비되거나, 충분히 분비되더라도 제대로 작용하지 않음. 치료 방법에는 약물요법, 식이요법, 운동요법, 단식요법, 반신욕법이 있음
발병 형태	갑자기 나타나는 경우가 많지만 수개월 전부터 나타나기도 함	혈당 수치가 조금씩 높아지면서 보통 10~15년 동안 서서히 진행됨
발병 원인	유전자, 우유와 유제품(카제인 단백질 과다 섭취)	과음, 과식, 비만, 영양 불균형, 스트레스, 오메가3 섭취 부족, 오메가6 과다 섭취, 당화식품 과다 섭취, 운동 부족, 불규칙한 생활
	췌장염, 췌장암, 간염, 간경변, 갑상샘기능항진증, 쿠싱증후군으로도 혈당 수치가 상승함	
유전과의 관계	한쪽 부모가 당뇨병 환자라면 25퍼센트, 양부모가 당뇨병 환자라면 75퍼센트 이상의 확률로 발생하지만, 부모와 친척 중에 환자가 없어도 발생함	미국 캘리포니아대학교 '데이비드 에이거스' 교수는 유전적 요인이 64퍼센트라고 하지만, 부모와 친척 중에 환자가 없어도 발생함
합병증	동맥경화, 발기부전, 백내장, 녹내장, 당뇨망막병증, 당뇨신경병증, 당뇨신장질환, 치매 등	

4

대표적인
당뇨병 합병증

당뇨병에 걸려 오랫동안 혈당 수치가 높은 상태로 유지되면 으레 혈관과 대사(代謝, model change)에 장애가 나타나 합병증을 유발하므로 혈당을 제대로 관리하지 않으면 생명을 위협하는 심각한 수준의 합병증으로 진행됩니다. 하지만 매우 천천히 진행되기 때문에 대부분의 사람은 이를 감지하지 못하는 경우가 많습니다.

합병증에는 '급성 합병증'과 '만성 합병증'이 있습니다. 급성 합병증은 갑작스러운 혼수상태, 의식 장애, 심폐(心肺) 정지 상태를 들 수 있습니다. 대부분의 의식 장애는 나른하고 졸린 상태에서 나타나고, 심하면 흔들어 깨워도 반응이 없어 주변 사람을 당황하게 만들며, 119구급차로 병원으로 운송되는 도중에 사망하기도 합니다.

'당뇨병은 질병의 백화점'이라 할 정도로 다양한 형태로 나타납니다. 그 예로는 근력 저하, 근육 위축, 손발 마비와 저림, 현기증, 메스꺼움, 구토, 변비, 설사, 땀을 심하게 흘리는 증상을 보입니다. 더 진행되면 잇몸질환, 위장 장애, 고지혈증, 지방간, 고혈압, 심장질환, 방광질환, 성기능 장애, 백내장, 녹내장이 생기며, 면역력 저하로 감기에 잘 걸립니다. 심각한 합병증 중에서 몇 가지만 정리하면 다음과 같습니다.

발기부전

저는 『건강 서적 100권 한번에 읽기』라는 책에서 "예방이 치료보다 100배 낫다"는 이야기를 자주 하며, 음식물을 신중하게 선택할 것을 강조합니다. 하지만 당뇨병에 관한 한 "예방이 치료보다 100만 배나 낫다"라고 거듭 강조하고 싶습니다.

남성에게 당뇨병이 생기면 '발기부전(勃起不全)'이라는 안타까운 상황에 직면합니다. 통계에 따르면, 당뇨병이 생긴 후 대개 3~5년 이내에 약 50퍼센트의 남성에게 발기부전이 발생합니다.

발기부전은 다양한 원인으로 발생하지만, 요즘은 국내의 20세 이하 청소년에게도 나타나며, 특히 40대에서 33퍼센트, 50대에서 60퍼센트, 60대에서 80퍼센트, 70대에서 82퍼센트 이상이 발생한다고 합니다. 발기부전은 당뇨병에 반드시 수반되는 증상인데, 자신이 당뇨병이라는 사실을 전혀 모른 채 엉뚱한 곳에서 해답을 얻으려고 '비○그라'를 찾는 경우도 있습니다.

당뇨병이라는 진단을 받지 않았더라도 발기부전이 발생하면 당뇨병 예비군에 편입됐다는 신호일 수 있습니다. 하루빨리 당화혈색소 비율과 식후 혈당 수치를 체크하고 식생활 및 생활습관 등을 점검해 발생 원인을 하나씩 줄여나가야 합니다.

잇몸질환

'잇몸질환'은 당뇨병 환자에게 가장 흔하게 나타나는 증상 중 하나로, 당뇨병 환자 중 70~80퍼센트가 잇몸질환을 앓고 있습니다. 당뇨병을 앓게 되면 입안의 침(타액) 분비량이 줄어들기 때문에 입안이 건조하기 쉽고 세균이 잘 번식하는 환경이 조성돼 입 냄새가 심하게 납니다. 또한 저항력이 약해지기 때문에 일반인보다 잇몸질환이 빠르게 진행되고 치아를 상실할 위험도가 1.5배 높아집니다. 결국 잇몸질환이 심해지면 잇몸뼈가 사라져 임플란트조차 할 수 없는 상황이 됩니다.

잇몸질환이 생기면 염증이 발생한 곳에서 각종 세균이 혈액 속으로 침입합니다. 그러면 혈액 속의 백혈구가 이들을 집어삼키고 사체에서 독소가 발생합니다. 혈액 속에 독소가 존재하면 이번에는 지방 조직과 간에서 염증을 일으키는 종양괴사인자로 알려진 '티엔에프 알파(TNF-α)'라는 물질이 대량 분비되고 또다시 모세혈관을 비롯한 전신에 염증을 일으켜 잇몸질환을 더욱 악화시키는 악순환이 되풀이 됩니다. 또한 종양괴사인자는 인슐린 역할을 방해하기 때문에 혈당 수치가 올라갑니다.

이처럼 잇몸질환과 당뇨병은 서로 밀접한 관계에 있는데도 잇몸질 환을 가볍게 여기고 약물만으로 해결하려고 하면 상황은 더욱 악화됩 니다. 그러므로 당뇨병이 생기지 않도록 미리 예방에 힘써야 합니다.

알츠하이머 치매 뇌질환

최근 많은 의학자는 뇌가 수축되는 '알츠하이머 치매'를 '제3형 당 뇨병'이라고 합니다. 2013년 미국 워싱턴대학교의 '폴 크레인' 박사 연구팀이 의학 전문지인 〈뉴잉글랜드 저널 오브 메디신(New England Journal of Medicine)〉에 발표한 바에 따르면, 당뇨병이 있든 없든 혈당 수치가 높으면 치매 발병 위험도가 높아집니다.

당뇨병 환자 232명을 포함한 65세 이상 남녀 2,067명을 대상으 로 80개월 동안 혈당 수치와 치매의 연관성을 추적·조사한 결과, 당뇨병이 없는 사람 중에서 평균 혈당 수치가 높은 그룹(공복 혈당

105~115mg/dℓ)이 낮은 그룹(100mg/dℓ 이하)보다 치매 발생 위험도가 10~18퍼센트 높은 것으로 나타났습니다.

구체적으로 말하면, 공복 혈당이 100mg/dℓ인 사람과 비교했을 때 치매발병률이 105mg/dℓ인 경우는 10퍼센트, 110mg/dℓ인 경우는 15퍼센트, 115mg/dℓ인 경우는 18퍼센트 증가합니다. 이 결과로 혈당 수치가 높을수록 치매 발병률이 높아진다는 것을 알 수 있습니다. 이와 반대로 95mg/dℓ인 경우는 치매 발병률이 14퍼센트 낮아지고, 그 미만일 경우는 더욱 낮아집니다.

공복 혈당이 126mg/dℓ을 초과하면 당뇨병 진단을 받는데, 평균 혈당 수치가 100mg/dℓ을 초과하면 치매 발생 위험도 같이 높아집니다. 당뇨병 환자의 경우 혈당 수치가 190mg/dℓ 이상인 사람이 160mg/dℓ 이하인 사람보다 치매 진단율이 40퍼센트 높았습니다.

치매의 50퍼센트 이상을 차지하는 알츠하이머병의 정확한 원인은 아직 명확하게 밝혀지지 않았지만, 이 질병에 걸린 사람들의 뇌에는 '아밀로이드 베타 단백질(Amyloid beta protein)'과 '마이크로글리아(Microglia)'가 많이 존재한다는 것은 밝혀졌습니다.

혈당 수치를 낮추는 역할의 '인슐린'과 뇌세포 표면에 존재하는 '아밀로이드 베타'는 각자의 역할이 끝나면 동일한 분해효소로 처리됩니다. 분해효소가 맨 먼저 인슐린을 처리하고 그다음에 아밀로이드 베타를 처리합니다. 그러므로 혈액 속에 존재하는 포도당을 처리하는 인슐린 분비량이 많을수록 우선순위에 따라 인슐린을 먼저 처리해야 하므로 다음 순위의 아밀로이드 베타 분해는 뒤로 밀리는 수밖에 없습니다. 따라서 미처 처리되지 못한 아밀로이드 베타가 뇌에 축적될 수밖에 없고, 이 때문에 뇌신경세포가 손상을 입는 것입니다.

또한 '마이크로글리아'는 뇌 속에서 당화물질(AGE)이나 어떤 세균의 자극을 받으면 혈액 속의 아밀로이드 베타를 불러 모아 '염증을 일으켜라!'는 신호를 보냅니다. 이 신호를 받은 뇌세포는 포도당을 에너지로 전환하는 시스템에 염증을 일으켜 에너지를 제대로 생산할 수 없게 만듭니다. 이로써 뇌세포가 상처를 입게 되고, 마이크로글리아가 염증이 발생했으니 더욱 염증을 일으키라는 신호를 끊임없이 보내 뇌세포의 염증이 주변의 세포로 확산되는 악순환에 빠지게 돼 알츠하이머 치매가 진행됩니다.

참고로 부연하고 싶은 점은, 알츠하이머 치매에 걸린 사람들의 뇌에는 '알루미늄'과 '철분'이 많이 존재한다는 것입니다. 이러한 물질은 뇌로 들어가면 안 되는 성분으로, 이것들이 뇌에 존재한다는 것은 혈액뇌장벽(血液腦障壁, 혈액뇌관문)이 제기능을 하지 못한다는 것을 의미합니다. 인간의 뇌는 전신을 관리하는 중요한 조직이기 때문에 뇌로 들어가는 모든 영양소를 체크하는 곳이 필요한데, 이러한 역할을 하는 곳이 바로 '혈액뇌장벽'이라는 검문소입니다. 이 검문소는 다섯 군데나 있어 모든 영양소의 최종 통과를 결정합니다.

뇌로 통하는 다섯 군데의 검문소도 동물성 단백질에서 발생하는 암모니아에는 매우 약합니다. 사람이 동물성 단백질을 과다 섭취하면

장에서 암모니아가 생성돼 혈액으로 흡수되는데, 혈액 속의 암모니아가 보통 때의 2~3배가 되면 다섯 군데의 검문소가 쉽게 파괴됩니다. 뇌로는 포도당을 비롯한 소수의 영양소만 통과하게 돼 있는데, 검문소 역할을 하는 혈액뇌장벽이 파괴되면 뇌로 들어가면 안 되는 이물질들이 뇌 검문소를 자유롭게 통과하게 됩니다.

실명에 이르는 당뇨망막병증

우리 속담에 '몸이 천 냥이면 눈이 구백 냥'이라는 말이 있을 정도로 눈은 매우 중요한 장기입니다. 눈의 구조를 카메라에 비유하면 렌즈 역할을 하는 것이 '수정체(水晶體)', 필름 역할을 하는 것이 '망막(網膜)'입니다. 이 망막에 있는 혈관이 고혈당(高血糖)의 영향으로 장애가 발생하는 것이 '당뇨병성 망막병증(糖尿病性網膜病症)'입니다. 매년 전체 당뇨병 환자의 약 5퍼센트 정도가 이 질병에 걸리는 것으로 알려져 있으며, 시각장애자 5명 중 1명이 이에 해당합니다.

망막병증은 당뇨병이 생긴 지 5년이 지나면 나타나기 시작해 10년이 지나면 50퍼센트, 20년이 지나면 제1형 당뇨병의 경우 99퍼센트, 제2형 당뇨병의 경우 80~90퍼센트가 발생해 3분의 1 정도가 실명합니다. 당뇨망막병증은 일단 발병하면 정상으로 되돌아갈 수 없으며, 혈당을 엄격히 조절해도 진행이 멈추지 않는 참으로 무서운 질병이라 할 수 있습니다.

　대한민국 건강보험심사평가원 자료에 따르면, 2013년 27만 명이던 당뇨망막병증 환자가 2017년에는 35만 명으로 5년 동안 28퍼센트 증가했습니다. 심지어 40대 환자는 11.8퍼센트, 50대 환자는 26.7퍼센트, 60대 환자는 31.3퍼센트로 발생 비율이 나이가 들수록 증가하고 있다는 사실에 유의해야 합니다. 망막병증은 정기검사를 받지 않으면 실명 직전까지도 자각 증상이 나타나지 않으므로 당뇨병 환자는 꾸준히 정기검사를 받아야 합니다.

　고혈당 상태가 지속되면 망막의 모세혈관이 막히거나 가늘어져 변형되기 때문에 산소 부족이 발생하고, 그 범위가 점점 확산되면 부족한 산소를 보충하기 위해 새로운 혈관이 만들어집니다. 그러나 새로 생긴 혈관은 약하기 때문에 안구의 움직임과 같은 약간의 충격에도 출혈을 하는데, 이를 '유리체 출혈'이라고 합니다. 그렇게 되면 시력이 약해지거나 사물이 흐려지고 검은 그림자, 작은 벌레, 먼지가 날아다니는 것과 같은 증상이 나타납니다.

　이와 같은 출혈이 지속적으로 반복되면 '증식막(增殖膜)'이라는 커다란 혈관선유(血管線維) 조직이 생기는데, 이것이 망막을 잡아당겨 망막박리(網膜剝離)를 초래하는 경우도 있습니다. 질환이 점점 심해져 출혈의 범위가 확산되고 망막이 벗겨지면 빛이나 색깔을 식별할 수 없게 되고, 최악의 경우 실명할 수도 있으므로 평소 혈당 수치를 체크해 예방·관리하는 것이 중요합니다.

당뇨병성 망막병증의 최대 단점은 초기에는 자각증상이 없기 때문에 너무 늦게 발견하는 경우가 많다는 것입니다. 발병 초기에는 혈당 수치 조절로 개선할 수 있으므로 수치가 높다는 것을 알게 되면 정기적으로 '안저검사(眼底檢查)'를 받아 조기에 발견하는 것이 중요합니다.

제1형 당뇨병인 소아당뇨병에서는 치료가 필요할 정도로 심각한 당뇨망막병증이 발생하는 경우가 매우 드물지만, 급격한 성장으로 신체적 스트레스가 많아지는 사춘기에는 빨리 진행될 수 있어 적어도 1년에 2회 안저검사를 받는 것이 예방에 좋습니다.

당뇨병이 백내장이나 신생혈관녹내장으로 진행되면 수술 등의 치료가 필요하므로 혈당 수치 체크와 안저검사와 같은 예방이 무엇보다 중요하다고 할 수 있습니다.

혈액투석으로 진행되는 신장질환

'당뇨병성 신장질환'은 당뇨병 합병증 중에서도 가장 심각한 질환입니다. 신장(콩팥)은 혈액을 여과해 노폐물과 유해물질을 소변으로 배출하는 장기인데, 이 혈액을 여과하는 부분이 모세혈관의 집합체인 신장의 '사구체(絲球體)'라는 곳입니다. 고혈당으로 인해 사구체에 동맥경화가 발생하고, 그 결과로 여과장치에 고장이 생기는 것을 '당뇨병성 신장질환'이라고 합니다. 이와 같은 신부전증(腎不全症)이 발생하면 수분만 배출되고 칼륨, 크레아틴(중간 대사산물)과 같은 노폐물이 배출되지 않기 때문에 요독증(尿毒症)이 발생하고, 뇌·심장·소화기관의 기능이 약해져 두통, 고혈압, 심장정지 또는 혼수상태에 이르게 됩니다.

요독증이 생겨 크레아틴 수치가 8밀리그램(mg/dℓ) 이상이 되면 혈액투석(血液透析)과 신장이식 등이 필요한 상태가 됩니다. 여기서 '혈액투석'이란, 동맥의 혈액을 몸 밖으로 꺼낸 후 기계로 여과해 독소를 배출하고 깨끗해진 혈액을 다시 몸속으로 되돌리는 것을 말합니다.

우리나라도 고령 사회로 진입하면서 투석환자가 급증하고 있습니다. 대한신장학회의 발표와 기타 자료를 분석한 결과에 따르면, 2017년 혈액투석과 복막투석 환자 수는 총 7만 9,534명(혈액투석 7만 3,059명, 복막투석 6,475명), 평균 연령은 혈액투석 62.3세, 복막투석 53.8세 입니다. 투석 환자 중 콩팥병이 전체 환자의 48.9퍼센트로 약 3만 8,900명, 고혈압성 콩팥경화증, 만성 사구체신염 등이 그 뒤를 잇고 있으며, 환자 수는 매년 약 5~8퍼센트 증가하고 있습니다. 특히, 만성콩팥병과 투석치료의 발전에도 불구하고 투석환자들의 생존율은 낮은 편으로 5년 생존율은 남자 67.2퍼센트, 여자 71.7퍼센트로 나타났습니다.

요즘은 혈액투석의 기술이 상당히 발전해 인공투석을 받으면서 사회생활을 하고 있지만, 정기적인 혈액투석은 1주일에 3회 통원치료를 받습니다. 병원에서 1회 투석하는 데는 4시간 정도 소요되므로 일상

생활에 많은 지장을 초래합니다. 이러한 상황에 이르면 살기 위해 치료하는 것인지, 아니면 치료하기 위해 사는 것인지 헷갈리게 됩니다. 그러므로 "당뇨병에 걸리면 약을 먹으면 되지!"라며 절대 안이하게 생각해서는 안 됩니다.

다리 절단으로까지 이어지는 신경장애

당뇨병으로 발생하는 '신경장애'는 고혈당의 혈액이 전신의 신경세포에 영향을 미쳐 대개 5~10년 이내에 약 30퍼센트의 사람에게 자각 증상이 나타나기 시작합니다. 모든 신경세포는 노폐물을 배출하고 새로운 영양소를 받아들여야 하는데, 당화단백질 때문에 세포막이 딱딱해지면 영양소를 받아들일 수 없게 됩니다. 신경세포가 영양실조에 걸려 나타나는 주된 증상으로는 얼굴 신경 마비, 치주염, 현기증, 소화불량에 따른 설사나 변비, 방광 장애에 따른 요실금이나 소변 배출 장애, 손·발가락 저림·통증·경련, 발바닥에 골판지가 붙어 있는 듯한 느낌을 들 수 있습니다.

신경장애는 손발에 나타나는 경우가 많은데, 감각이 둔해지거나 마비되기 때문에 뾰족한 압정이나 못을 밟아도 아픈 줄 모르고, 뜨거운 물에 손을 담가도 뜨거운 줄 모르게 됩니다. 이처럼 감각이 없어진 손발에 화상을 입거나 자신도 모르게 상처가 나면 그곳부터 썩기 시작해 '괴저(壞疽)'가 발생합니다.

일단 괴저가 발생하면 썩은 곳만 절단하는 것이 아니라 그보다 훨씬 위쪽을 절단해야 합니다. 예를 들어 발가락에 괴저가 발생하면 발가락이나 발목 아래, 발에 발생하면 무릎 아래를 절단해야 하는 상황에 이릅니다.

2009년 1월부터 2014년 12월까지의 건강보험심사평가원 자료에 따르면, 5년 동안 당뇨로 다리를 절단한 사람은 총 9,155명으로 연평균 1,831명이었습니다. 좀 더 구체적으로는 대퇴부 213명(2.3퍼센트), 하퇴부 1,798명(19.6퍼센트), 족부 1,654명(18.1퍼센트), 발가락 5,490명(60퍼센트)으로 전체 절단 부위 중 발가락이 가장 높은 비율을 차지했습니다.

일본에서는 당뇨병 괴저로 다리를 절단하는 사람이 매년 3,000명, 미국에서는 7만 5,000명 정도입니다. 당뇨병 환자가 발을 절단하면 근육이 약해져 60퍼센트가 5년 이내에 사망하며, 2년 이내에 반대편 발을 절단할 확률이 30퍼센트가 넘는다고 합니다. 당뇨병은 '소리 없이 다가오는 무서운 살인마'임이 틀림없습니다.

5

인슐린,
착한 호르몬이 아니다

최근 현대인의 생활습관과 식습관이 '혈당 수치'에 많은 영향을 미치고 있다는 것이 여러 통계자료로 밝혀졌습니다. 혈당 수치는 혈액 속에 존재하는 '포도당 농도'를 가리킵니다. 당분(糖分)은 우리가 살아가는 데 없어서는 안 되는 에너지의 원료이지만, 때로는 우리의 건강을 위협하는 원인이 되기도 합니다.

일반적으로 혈당 수치를 말할 때, 혈액 속의 포도당 농도가 지나치게 많으면 '고혈당(高血糖)', 지나치게 적으면 '저혈당(低血糖)'이라고 합니다. 인체에 혈당 수치를 높이는 호르몬은 여러 종류가 있지만, 낮추는 역할을 하는 호르몬은 '인슐린'뿐입니다. 그 이유는 무엇일까요?

인류 역사상 먹을 것 걱정 없이 풍족한 생활을 한 적은 거의 없고,

대개는 항상 식량 부족에 허덕이는 기아 상태에 노출돼 왔습니다. 따라서 기아 상태에서 살아갈 때는 혈당 수치를 높이는 호르몬의 필요성은 높았지만, 혈당 수치를 낮추는 인슐린의 필요성은 낮았습니다. 하지만 오늘날에는 고(高)칼로리 식품이 넘쳐나기 때문에 방심하면 누구나 칼로리 과잉이 되기 쉬워졌습니다. 다시 말해, 혈당 수치를 낮추는 인슐린이 과잉으로 분비되는 시대에 살고 있는 우리는 여러 가지 질병에 노출돼 있습니다.

그런데도 대부분의 사람은 인슐린을 '혈당 수치를 낮추는 착한 호르몬'이라고만 생각합니다. 하지만 인슐린은 혈당 수치를 낮추는 역할 외에 섭취한 칼로리가 과잉되면 노화를 촉진하는 역할을 합니다. 특히 축적된 지방이 분해되지 못하게 방해하는 역할을 해 비만을 촉진하는 것으로 알려져 있으므로 가능하면 인슐린이 적게 분비되는 식생활을 해야 체중이 감소합니다.

앞서 1부에서 언급한 것처럼 100세 이상 장수한 사람들의 특징은 인슐린 분비와 밀접하게 관련된 당뇨병으로 고생하는 사람이 매우 적다는 것입니다. 따라서 인슐린은 결코 착한 호르몬이 아니라는 제대로 된 인식이 필요합니다.

6

제1형 당뇨병,
우유와 밀접한 관련이 있다!?

'제1형 당뇨병'은 흔히 '소아 당뇨병'이라고도 하며, 주로 사춘기의 청소년에게 발생합니다. 발생 비율은 전체 당뇨병의 5퍼센트 미만에 불과하지만, 비만과는 아무런 관계가 없습니다. 이는 췌장이 인슐린을 생산하지 못해 발생하는 것으로, 일부 학자들은 유전적인 요인에 따른 것이라 주장하기도 합니다.

하지만 미국 코넬대학교의 '콜린 캠벨' 교수가 저술한 『차이나 스터디(The China study)』(2004년 출판)에서는 "소아 당뇨병은 일부에서 유전적 요인이라고 주장하지만, 전 세계적으로 매년 3퍼센트씩 증가하고 있다는 사실은 유전자가 이 질병의 단독 요인이 아니라는 명백한 증거다"라고 하면서 1991년에 발표된 12개국(일본, 프랑스, 이스라엘, 캐나다, 네덜란드, 뉴질랜드, 미국, 덴마크, 영국, 노르웨이, 스웨덴, 핀란드)에서의 우유와 소아 당뇨병과의 밀접한 관련성을 제시했습니다.

그리고 "소아 당뇨병은 너무 일찍 모유 대신 분유를 먹고 자란 어린이들에게 발생한다"고 밝혔습니다. 이 밖에도 우유와 관련된 다양한 내용이 수록돼 있는데, 구체적으로는 다음과 같습니다.

1980년대 후반, 핀란드의 연구 결과에는 "우유를 섭취하면 소아 당뇨병 발병 위험도가 5~6배 증가한다"는 내용이 수록돼 있고, 1993년 한 미국 연구팀이 연구 결과에는 "젖먹이 때부터 우유를 먹고 자란 어린이는 최저 3개월 동안 모유를 먹고 자란 어린이보다 소아 당뇨병에 걸릴 위험도가 11.3배 높다"는 내용이 수록돼 있으며, 1994년 미국 소아과학회의 연구 결과에는 "당뇨병이 많이 발생하는 집안에서는 갓 태어난 유아에게 2년 동안은 분유를 주지 말 것을 강력히 권장한다"는 내용도 찾아볼 수 있습니다.

이 밖에도 1996년 칠레의 연구팀이 발표한 "너무 빨리 모유를 중단하고 분유를 먹고 자란 어린이는 모유를 먹고 자란 어린이보다 소아 당뇨병에 걸릴 위험도가 13.1배 높다"라는 내용이 수록돼 있습니다.

국내에서 발행된 『의사의 반란』(신우섭 저, 2013년 출판)에도 우유와 같은 동물성 식품을 많이 먹고 자란 여학생은 노화 현상이 빨라 11세에 생리가 시작되고, 13세에 류머티즘 관절염을 앓고 있다는 내용이 수록돼 있습니다.

7

제2형 당뇨병,
인슐린 저항이 발생 원인

'제2형 당뇨병'은 인슐린이 생산되고는 있지만, 양이 부족하거나 신체의 세포가 인슐린을 적절히 흡수·활용하지 못하는 상태를 가리킵니다. 제2형 당뇨병은 평균 10~15년의 장기간에 걸쳐 서서히 진행되며 주로 비만형인 사람에게서 많이 발생하지만, 비만이 아닌 사람에게도 발생합니다.

과거에는 주로 50대 이후의 노년층에게 발생했지만 요즘에는 젊은 사람에게도 발생하기 때문에 '성인병(成人病)'이라 하지 않고 '생활습관병(生活習慣病)'이라고 부릅니다. 일단 당뇨병이 생기면 삶의 질이 형편없는 수준으로 떨어집니다. 심하면 발기부전, 알츠하이머 치매, 백내장, 녹내장, 실명, 혈액투석, 다리 절단에까지 이릅니다.

이와 같은 불행한 일이 발생하기 전에 "당뇨병은 예방이 치료보다 100만 배나 낫다"는 말을 염두에 두고 당뇨병에 관한 기초 지식을 습득해 예방하기 바랍니다.

인슐린 저항

사람이 섭취한 영양소 중 탄수화물이 간에서 포도당으로 전환돼 혈액 속으로 공급되면 혈중 포도당은 세포 속으로 들어가 에너지원으로 활용됩니다. 이때 포도당이 세포 속으로 들어가게 하는 역할을 인슐린이 담당합니다. 몸속에서 포도당이 에너지로 활용되고 남으면 글리코겐으로 합성돼 저장 창고의 역할을 하는 근육이나 간에 저장되고, 저장 용량을 초과한 나머지는 지방으로 합성돼 지방세포에 저장됩니다. 따라서 건강한 사람은 인슐린의 작용 덕분에 혈액 속의 포도당, 즉 혈당이 일정한 수준으로 유지됩니다. 하지만 혈당 수치를 낮추는 역할을 하는 인슐린은 췌장에서 분비되는 호르몬으로, 당뇨병 환자의 경우 인슐린이 적게 생산되거나 전혀 생산되지 않기도 합니다. 또한 어떠한 이유로 인슐린 작용이 방해를 받는데, 이러한 현상을 '인슐린 저항(Insulin 抵抗)'이라고 합니다.

인슐린 저항은 혈액에 과잉으로 존재하는 포도당이 신장(콩팥)을 비롯한 신체 조직에 악영향을 미칩니다. 신장은 포도당을 소변으로 배출하기 위해 많은 양의 물을 필요로 해서 갈증이 생기고, 이 갈증을 해소하기 위해 물이나 음료수를 많이 마시게 됩니다. 이 때문에 수시로 화장실을 출입하게 되는 '다뇨증(多尿症)'이 발생하는 것입니다. 또한 인슐린 작용이 방해를 받기 때문에 에너지원인 포도당이 세포 속으로 들어가지 못하면 세포가 영양부족 상태가 돼 배고픔이 느껴지고 이 때문에 많이 먹게 됩니다.

그러나 아무리 많이 먹어도 포도당은 소변으로 배출되고, 그 대신 신체에 축적된 지방과 단백질이 분해돼 에너지원으로 활용되기 때문에 갑자기 체중이 감소하기도 합니다. 또한 지방 분해로 산성 물질이 늘어나기 때문에 또 다른 문제가 연속적으로 발생합니다.

❖ 왜 인슐린 저항이 발생하는가?

'스파이크(spike)'라는 말을 들으면 스포츠의 일종인 배구 경기에서 네트 가까이 띄운 공을 상대편 코트로 힘차게 내리치는 장면이 연상됩니다. 힘껏 내려친 배구공이 혹시 상대방 선수의 얼굴에 맞기라도 하면 상처가 납니다. 하지만 어느 방향으로 내리칠지 정확히 예상해 대비하면 쉽게 방어할 수 있습니다.

이와 마찬가지로 당뇨병을 예방하는 가장 좋은 방법은 숨어 있는 당뇨병인 '고혈당 스파이크'를 발견하는 것입니다. 식후 1시간째의 혈당 수치가 160mg/dℓ 이상이 되면 혈관에 상처가 나기 시작하는데, 이를 '고혈당 스파이크'라고 합니다.

먼저 다이어트를 하기 위해 아침에 아무것도 먹지 않는 경우를 생각해보겠습니다. 만약, 어떤 이유로 아침을 거르면 점심 때까지 공복 상태가 지속되고, 배가 고픈 나머지 점심에 한꺼번에 많은 탄수화물을 섭취하면 혈당 수치가 갑자기 올라가 인슐린이 폭포수처럼 분비됩니다. 공복일 때는 100 이하이던 수치가 식후에 갑자기 올라가 혈당 수치의 변동 폭이 너무 커지면 갑자기 많은 양의 인슐린을 분비해야 하는 췌장에 심한 부담을 주게 됩니다. 마치 100미터 달리기 선수에게 "20킬로그램의 배낭을 짊어지고 달려라!"라고 요구하는 것과 마찬가지입니다.

이처럼 식후에 혈당 수치가 급격하게 올라가는 고혈당 스파이크를 낮추기 위해 인슐린이 폭포수처럼 분비되는 것을 '인슐린 스파이크'라고 하는데, 건강검진에서는 쉽게 발견되지 않습니다. 정기검진 때의 혈당 수치 측정은 저녁 식사를 한 후 다음 날 아침까지 아무것도 먹지 않은 상태에서 측정하므로 고혈당 스파이크와 인슐린 스파이크를 발견할 수 없습니다. 바로 이것이 정기검진의 맹점으로 지적되고 있습니다.

건강한 사람도 식사 때마다 '고혈당·인슐린 스파이크' 상태가 끊임없이 지속되면 인슐린 저항성이 발생할 가능성이 커지며, 점점 더 심각한 상태로 진행됩니다. 정기검진에서 당뇨병이라는 진단이 내려지지 않았더라도 식후 1시간이 지나 몹시 졸리는 것은 인슐린이 대량으로 분비되고 있고 몸속의 혈당 수치가 매우 높다는 것을 알려주는 신호입니다. 이러한 스파이크 현상이 발생하는 이유는 혈당 수치가 갑자기 올라가면 식욕과 수면을 조절하는 호르몬 '오렉신(orexin)'이 제기능을 하지 못하기 때문입니다.

그러므로 식후에 식곤증으로 고생한다면 하루빨리 식생활과 생활 습관을 개선해야 합니다.

❖ 비만으로 발생하는 인슐린 저항

동양인은 서양인보다 피하지방이 적고, 복부에 내장지방이 축적되기 쉬운 체질입니다. 그래서 외모는 날씬해 보여도 내장지방이 축적된 사람이 의외로 많습니다. 내장지방이 많으면 인슐린 저항이 쉽게 발생하며, 이는 특히 약간 통통한 사람에게서 잘 발생합니다.

일본 삿포로대학교 의과대학팀이 조사한 바에 따르면, 뚱뚱한 사람들의 25퍼센트, 즉 4명 중 1명에 해당하는 것으로 밝혀졌습니다. 그러므로 BMI가 25 이상인 사람은 인슐린 저항이 발생할 가능성이 매우 높으므로 평소에 자주 혈당 수치를 체크해보는 것이 좋습니다.

인체의 내장에는 지방세포가 적당한 비율로 분포돼 각종 장기를 보호하고 있는데, 이 지방세포에서는 '착한 호르몬'이라는 별명을 가진 아디포넥틴이 분비되고 있습니다. 한편 골격근육에는 아디포넥틴을 받아들이는 수용체(출입문)가 있어서, 아디포넥틴이 수용체와 결합했다는 신호를 보내면 세포 속의 '포도당 운송 수단'에 해당하는 '글루트4(GLUT4)'[2]가 활성화됩니다.

그러면 활성화된 글루트4가 세포막으로 이동해 포도당이 세포 속으로 들어오도록 문을 활짝 열어줍니다. 이어서 포도당이 골격근육의 세포 속으로 잇달아 들어감으로써 혈액 속의 혈당 수치가 내려가도록 설계돼 있습니다.

그런데 내장의 지방세포에 지방이 필요 이상으로 쌓여 비만세포가되면 인체에 악영향을 미치는 악성 호르몬 '티엔에프 알파(TNF-α)'[3]와 '레지스틴(resistin)'이 분비돼 포도당 운송 수단에 해당하는 글루트4의 활동을 방해하기 때문에 인슐린 저항이 발생합니다.

정상적인 사람의 지방세포에서는 착한 호르몬인 아디포넥틴이 분비돼 "글루트4를 많이 생산하라!"는 메시지가 전달되지만, 뚱뚱한사람의 비대해진 지방세포, 즉 비만세포에서는 착한 호르몬인 아디포넥틴이 거의 분비되지 않습니다. 그렇게 되면 혈액 속의 아디포넥틴 수치가 줄어들고 티엔에프 알파 수치가 많아지고, 티엔에프 알파가 발신하는 신호에는 "인슐린의 명령을 무시하고 포도당 운송 수단인 글루트4를 생산하지 말라!"는 메시지가 포함돼 있습니다.

포도당 운송 수단인 글루트4가 생산되지 않으면 세포 속으로 포도당을 흡수할 수 없어 갈 곳이 없어진 포도당이 인슐린의 영향으로 간

---

2 'Glucose Transporter 4'의 약칭으로, Glucose는 '포도당', Transporter는 '운반 장치', '운송 수단', '수송 차량', '대형 트럭'이라는 뜻입니다.

3 '종양 괴사 인자 알파(Tumor Necrosis Factor-alpha)'의 약칭으로, 레지스틴(resistin)과 함께 '비만과 당뇨병의 연결고리'라는 것이 밝혀졌습니다.

에서 지방으로 전환돼 간과 지방조직에 차곡차곡 쌓이게 됩니다. 그러므로 무엇보다 지방세포에 너무 많은 중성지방이 축적되지 않게 하는 것이 가장 좋은 방법입니다.

❖ 스트레스로 발생하는 인슐린 저항

스트레스에 대응하기 위해 분비되는 '코르티솔'이라는 호르몬이 있는데, 이것이 과잉 분비되면 인슐린 수용체를 변형시켜 '인슐린+수용체의 결합'을 방해합니다. 좀 더 이해하기 쉽게 설명하면 스트레스성 호르몬인 코르티솔이 인슐린 수용체를 망가뜨려 인슐린과 수용체의 결합을 방해하는 것입니다. 이처럼 스트레스성 인슐린 저항으로 세포 속에 흡수되지 못한 포도당이 혈액 속에 지나치게 많으면 혈당 수치가 높은 상태로 유지됩니다.

또한 필요 이상으로 분비되는 코르티솔이 모든 소화기 계통에서 분비되는 소화효소의 생성을 방해하기 때문에 식사 때가 돼도 식욕이 생기지 않게 됩니다. 스트레스를 해결하지 않고 식사를 하면 소화효소의 분비량도 감소하고 각종 영양소의 소화와 흡수가 방해를 받게 돼 면역력이 저하됩니다. 그러므로 남의 눈치를 보지 않고 즐거운 마음으로 먹을 수 있는 환경에서 식사를 해야 합니다.

❖ 지방 과다 섭취 때문에 발생하는 인슐린 저항

지방(기름)에는 상온에서 굳어지는 '포화 지방산'과 굳어지지 않는

'불포화 지방산'이 있습니다. 포화 지방산은 주로 동물성 식품과 식물성 식품 중에서도 코코넛오일과 팜유(palm oil), 불포화 지방산은 주로 식물성 기름과 생선 기름에 존재합니다. 불포화 지방산을 세분하면 오메가3, 오메가6, 오메가9 계열의 기름으로 분류됩니다. 이 중에서 오메가9 계열의 기름은 주로 '올리브기름'에 많이 포함돼 있지만, 필요에 따라 사람의 몸에서 합성되므로 굳이 섭취하지 않아도 됩니다. 포화 지방산도 필요에 따라 몸속에서 합성되는 기름입니다.

당뇨병이 염려되는 사람뿐 아니라 모든 사람이 조심해야 할 기름은 사람 몸에서 합성되지 않는 오메가3와 오메가6 계열의 필수 지방산입니다. 주로 '들기름'에 많이 포함돼 있는 오메가3 계열의 기름은 신체의 염증을 완화해주는 역할을 하지만, 주로 참기름·콩기름·홍화씨기름·옥수수기름·포도씨기름·면실유(棉實油)·카놀라유에 많이 포함돼 있는 오메가6 계열의 기름은 신체에서 염증을 일으키는 역할을 합니다. 따라서 이 두 가지 기름을 균형 있게 섭취하는 것이 좋습니다(더욱 자세한 것은 『건강 서적 100권 한번에 읽기』를 참조하기 바랍니다).

각종 튀김요리와 볶음요리에 사용하는 기름은 주로 오메가6 계열의 콩기름·옥수수기름·포도씨기름·카놀라유입니다. 오메가6 계열의 기름으로 조리한 음식을 지속적으로 섭취해 오메가3 계열의 기름 섭취와 불균형 상태가 되면, 당뇨병 환자에게 심각한 문제가 발생합니다. 혈당 수치를 높이는 역할을 할 뿐 아니라 혈당 수치를 낮추는 역할을 하는 인슐린의 작용을 방해해 인슐린 저항을 일으키는 역할도 합니다.

또한 오메가6 계열의 기름을 지나치게 많이 섭취하면 세포의 출입문(수용체)을 가로막고 각종 영양소가 세포 속으로 들어가지 못하게 합니다. 이렇게 되면 혈액 속에 과잉으로 존재하는 지방이 인슐린의 역할을 방해함과 동시에 지방세포에 저장되기 시작해 비만으로 이어집니다.

인슐린이 제대로 분비되고 있어도 혈액 속에 포도당이 지나치게 많으면 뇌에서는 '인슐린을 더 많이 분비하라!'는 신호를 보냅니다. 그러면 췌장은 더 많은 양의 인슐린을 분비해 혈당 수치를 낮추려고 합니다. 이러한 상태가 지속되면 혈액 속의 인슐린 농도가 높아져 '고인슐린혈증(高Insulin血症)'이 되고, 과잉 상태의 포도당은 지방으로 전환돼 지방세포에 축적되면서 비만으로 이어지는 악순환이 발생합니다. 그래서 탄수화물을 조금만 섭취해도 내장에 지방이 축적돼 아랫배가 나오기 시작하는 것입니다.

또한 쉬지 않고 인슐린을 분비하는 췌장은 시간이 지날수록 피폐해지고, 마침내 인슐린 분비 기능이 저하돼 인슐린 생산량이 줄어들거나 아예 생산을 중단하게 돼 심각한 단계의 당뇨병으로 이어집니다.

그러므로 당뇨병이 염려되는 사람은 오메가6 계열의 기름으로 조리한 튀김요리와 볶음요리를 조심해야 합니다. 어떤 음식에 오메가6 계열의 기름이 많이 포함돼 있는지 살펴보고, 가능하면 오메가3 계열의 기름 섭취와 1:1 균형을 이루도록 노력하기 바랍니다.

❖ 인슐린 저항 때문에 발생하는 고인슐린혈증

'고인슐린혈증' 상태는 당뇨병에 걸린 사람보다 당뇨병 초기 단계나 예비군에 속해 있는 사람들에게 흔히 나타나는 증상입니다. 따라서 아랫배가 나온 사람들은 식후 1시간째의 혈당을 체크해 160이 넘는다면 식생활을 과감하게 바꿔야 합니다. 혈당 수치가 160을 넘으면 모세혈관에 상처가 나기 시작해 당뇨병의 첫 단계인 동맥경화로 진행할 수 있으니 식습관 개선이 반드시 필요합니다.

인슐린이 지나치게 많이 분비되는 고인슐린혈증은 교감신경(交感神經)을 긴장하게 하고, 이 때문에 신장에서의 나트륨(염분) 배출 능력이 저하돼 몸속에 나트륨을 축적시킵니다. 나트륨은 근육을 딱딱하게 만드는 성질이 있습니다. 혈관도 일종의 근육이므로 나트륨의 영향을 받아 유연성을 잃고 경직됩니다. 혈액을 경직된 혈관 속으로 통과시키려면 심장이 높은 압력으로 혈액을 내보내야 하므로 자연히 혈압이 올라가고, 이 때문에 고혈압으로 진행되면서 신장과 심장에 부담을 주게 됩니다.

고혈압 상태가 지속되면 이번에는 혈관의 가장 안쪽에 있는 '혈관내피세포(血管內皮細胞)', 즉 혈관 내벽(內壁)이 손상을 입습니다. 혈관에 상처가 나면 그곳으로 나쁜 콜레스테롤이라는 별명의 LDL콜레스테롤이 비집고 들어가는데, 여기서 산화(酸化)된 LDL콜레스테롤은 백혈구의 일종인 매크로파지의 먹이가 됩니다. '매크로파지'라는 백혈구가 산화된 LDL콜레스테롤을 계속 먹어치우면 빵빵하게 부풀어

혈관 내막(血管內膜)에 자리잡습니다. 혈관 내막에 계속 쌓여 부풀어 오르면 내피세포가 터지고, 이곳을 수리하기 위해 혈소판이 모여들어 응고되면 혈관 내부가 좁아져 동맥경화가 발생합니다.

이처럼 모든 혈관에 동맥경화가 발생하면 혈액순환이 잘되지 않고 각각의 세포에 영양소가 제대로 공급되지 않기 때문에 심근경색과 뇌경색으로 진행되는 악순환이 발생합니다. 그래서 당뇨병과 마찬가지로 동맥경화도 '소리 없이 다가오는 살인마'라는 별명으로 불리는 것입니다.

3부

당뇨병의
진짜 원인

우주에 존재하는 모든 사물은

원인과 결과의 법칙에 따라 존재

합니다. 우리 신체에 발생한 당뇨병

역시 어떤 원인으로 발생한 것인데,

그 원인은 외면한 채 혈당 수치 관리에만

전념하고 있는 현실이 참으로 안타깝습니다.

당뇨병은 인슐린 저항성 외에도 다양한 요인으로

발생하므로 그 원인을 알아두면 당뇨병 예방과

개선에 많은 도움이 될 것입니다.

①
당뇨병의 최대 원인,
세포 변비

당뇨병이 무서운 이유는 합병증 때문인데, 합병증의 공통 원인으로 지목되는 것은 '알도스 환원효소(Aldose 還元酵素)'입니다. 이는 몸속에 존재하는 효소의 일종으로, 혈당 수치가 적정 범위일 때는 작용하지 않지만, 혈당 수치가 200mg/dℓ 이상 올라가면 갑자기 활성화되기 시작합니다.

당뇨병 환자는 정상인과 달리, 인슐린이 제대로 작용하지 않기 때문에 식후 혈당 수치는 흔히 200mg/dℓ 이상이 됩니다. 이렇게 고혈당이 되면 알도스 환원효소가 작용하기 시작합니다. 특히 당뇨병 환자가 흰쌀밥, 흰떡, 밀가루음식, 케이크, 빵, 과자, 설탕과 같은 단순 탄수화물을 과다 섭취하면 혈당 수치가 갑자기 올라가게 돼 100미터

단거리 선수처럼 풀가동됩니다.

활성화된 알도스 환원효소는 포도당에 작용해 '소르비톨(sorbitol)'이라는 물질을 만들어냅니다. 소르비톨은 원래 몸속 '당(糖) 알코올'의 일종으로, 적정량이면 인체에 해가 없지만, 과잉이 되면 문제가 발생합니다. 고혈당으로 갑자기 증가한 소르비톨은 세포 속에서 과당(果糖)으로 전환돼 눈에서는 안저(眼底)의 혈관, 신장에서는 요세관(尿細管), 신경에서는 세포에 저장되기 시작합니다. 이러한 현상이 10~20년 동안 지속되면 세포는 전환된 과당으로 가득차는데, 이러한 현상을 '세포 변비'라고 합니다. 이를 간단하게 정리하면 다음과 같습니다.

단순 탄수화물 과다 섭취 → 고혈당 상태가 됨 → 알도스 환원효소가 포도당에 작용 → 소르비톨 물질이 생성됨 → 소르비톨이 세포 속에서 과당으로 전환됨 → 세포 속에 차곡차곡 쌓임 → 세포 변비를 일으킴

이해하기 쉽게 말하면, 음식으로 섭취한 과당은 원래 간에서 포도당으로 전환돼 신체의 에너지원으로 사용되도록 설계돼 있습니다. 하지만 혈액 속에 포도당이 지나치게 많아져 고혈당이 되면 세포 속의 포도당이 과당으로 전환됩니다. 그러면 에너지로 활용할 수 없어 일종의 불순물, 즉 쓰레기가 돼 세포 속에 차곡차곡 저장됨으로써 엉뚱한 역할을 하게 됩니다. 마치 고속도로에서 잘 달리던 자동차가 갑

자기 U턴해 역주행하면서 정상적으로 운행하는 차량과 충돌하는 것과 마찬가지입니다.

　세포 변비 때문에 배출되지 못한 노폐물의 수용 능력에도 한계가 있습니다. 이 한계를 초과하면 눈에서는 모세혈관이 터져 실명이 진행되고, 신장에서는 요세관(尿細管)이 터져 불순물을 걸러내는 여과 기능이 제대로 수행되지 못하므로 요독증(尿毒症)이 발생해 혈액투석을 해야 할 지경에 이르게 됩니다. 발의 신경세포에도 이상이 생겨 감각이 둔해지고, 더욱 심해지면 세균 감염으로 발을 절단하는 단계로까지 진행됩니다. 따라서 당뇨병 예방과 개선에는 세포 변비를 없애는 단식요법이 가장 좋은 방법이라는 것을 알 수 있습니다.

▌ 고혈당에 따른 '알도스 환원효소'의 반란

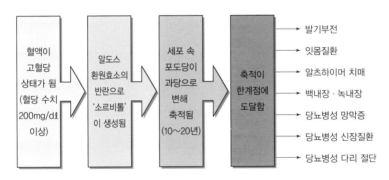

2

당뇨병의 신호탄,
동맥경화

'동맥경화'란, 혈관 자체에 탄력성이 없어져 딱딱해지고, 혈관 안쪽에 다양한 이물질이 들러붙어 혈액이 원활하게 흐르지 못하게 좁아진 상태를 말합니다.

동맥경화의 가장 큰 원인은 고혈당 상태, 즉 혈중 포도당이 160mg/dℓ 이상이 돼 모세혈관에 상처가 나기 시작하는 데서 비롯되며, 동맥경화로 진행되는 데는 중성지방도 한몫하고 있습니다.

중성지방은 과다 섭취한 단순 탄수화물(과자 포함)이나 알코올이 간에서 지방으로 전환되기 때문에 기름진 음식을 섭취하지 않아도 생성됩니다. 지나치게 많이 생성된 중성지방이 혈액 속에 많아지면 새로 생성되는 'LDL콜레스테롤 입자'에도 이변이 발생합니다. 즉, 콜레스테롤 함량이 적고, 크기도 작은 소형의 LDL콜레스테롤이 생성되는 것입니다. 이렇게 생성된 소형의 LDL콜레스테롤은 크기가 작기 때문에 염증으로 상처 난 혈관 내피세포를 뚫고 혈관 내벽으로 침투하기 쉽습니다.

‖ 동맥경화가 발생하는 과정 ❶

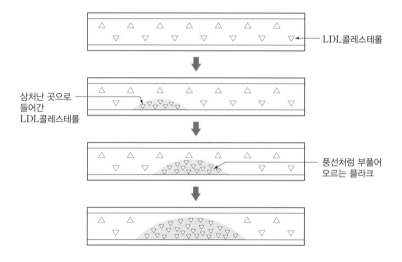

소형의 LDL콜레스테롤이 혈관 내벽으로 침투하면 백혈구의 일종인 매크로파지도 따라 들어가 이들을 집어삼키고 풍선처럼 부풀어올라 혈관을 좁게 만들고, 결국 터져 면역세포가 갖고 있던 공격용 무기가 주변의 혈관 내벽에 상처를 냅니다. 그러고 나서 상처 난 곳을 치유하기 위해 혈소판이 모여들어 피떡(혈전)을 만들고 지혈을 합니다.

이러한 일이 반복되면 동맥의 혈관이 좁아지면서 딱딱해져 동맥경화증을 유발합니다.

앞서 언급한 것처럼 중성지방이 필요 이상으로 많이 생성되면, 콜레스테롤 수치가 높지 않아도 동맥경화증의 위험도가 높아질 뿐 아니라 복부의 내장에도 지방이 쉽게 쌓이므로 당뇨병을 일으키는 원인이 됩니다. 그러므로 중성지방을 줄이는 데는 과음과 과식, 단순 탄수화물 위주의 식생활에서 벗어나는 것이 중요합니다.

▍▍ 동맥경화가 발생하는 과정 ❷

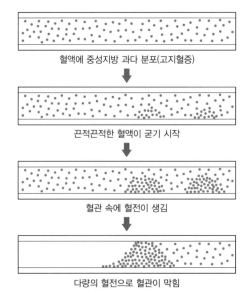

혈액에 중성지방 과다 분포(고지혈증)

끈적끈적한 혈액이 굳기 시작

혈관 속에 혈전이 생김

다량의 혈전으로 혈관이 막힘

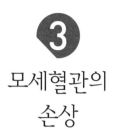

모세혈관의
손상

모세혈관의 노화

모든 사물의 결과에는 원인이 있듯이 당뇨병 발생에도 원인이 있기 마련인데, 만성질환의 근본 원인은 '모세혈관 노화'로 집약할 수 있습니다. 19세기의 저명한 의사 '윌리엄 오슬러' 박사는 "사람은 혈관과 함께 늙어간다"라고 말했으며, 수많은 저서와 논문을 분석해보면 당뇨병은 "모세혈관의 노화로 발생한다"는 말이 적용되는 질병이라고 할 수 있습니다.

모세혈관에 문제가 발생하기 시작하는 당뇨병 예비군은 건강한 사람보다 당뇨병에 걸릴 확률이 6~20배나 되며, 당뇨병에 걸리면 알츠하이머 치매에 걸릴 확률이 4.6배로 껑충 뛰어오릅니다.

당뇨병 발생의 근본 원인으로 지목되는 모세혈관의 노화는 복합적인 요인이 서로 얽혀 발생한 것이므로 우리의 신체에 포괄적이고 입체적인 관점으로 접근하는 것이 가장 좋다고 생각해 모세혈관부터 설명하고자 합니다.

혈관은 마치 저수지의 물을 각 가정으로 보급하는 상수도관 또는 각 가정에서 버리는 생활용수와 오물을 내보내는 하수도관에 비유할 수 있습니다. 상수도관과 하수도관이 낡거나 막히면 문제가 발생하듯, 모세혈관이 낡거나 막히면 영양소 공급과 노폐물 배출 및 해독작용이 불가능해 각종 질병이 발생할 수밖에 없습니다.

신체에 분포된 혈관의 길이는 약 10만 킬로미터로, 이는 지구 두 바퀴 반 정도의 길이입니다. 그리고 동맥, 정맥, 모세혈관의 비율은 1:2:700~800 정도로 모세혈관이 95~99퍼센트 이상을 차지합니다. 모세혈관의 지름은 4~5마이크로미터, 적혈구의 크기는 7~8마

‖ 적혈구가 'ㄷ'자처럼 접혀 모세혈관을 통과함

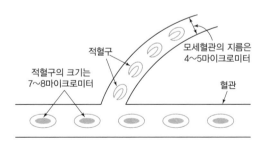

적혈구

모세혈관의 지름은
4~5마이크로미터

적혈구의 크기는
7~8마이크로미터

혈관

이크로미터이므로 적혈구 1개가 'ㄷ'자처럼 접혀야 겨우 통과할 정도로 작은, 매우 가느다란 핏줄입니다. 이처럼 매우 가늘고 약한 혈관이 우리의 생명줄 역할을 하고 있는 것입니다.

우리의 생명줄인 혈관의 주요 역할은 다음과 같습니다.

■ 동맥의 흐름

산소와 영양소를 실은 적혈구가 심장으로 집중됨 → 심장의 펌프질 → 대동맥(大動脈) → 중동맥(中動脈) → 소동맥(小動脈) → 세동맥(細動脈) → 모세혈관(毛細血管) → 각각의 세포로 영양소 공급

■ 정맥의 흐름

각각의 세포가 노폐물 배출 → 노폐물을 흡수한 적혈구가 모세혈관을 통과 → 세정맥(細靜脈) → 소정맥(小靜脈) → 중정맥(中靜脈) → 대정맥(大靜脈) → 적혈구가 신장의 모세혈관을 통과하면서 노폐물을 버리고 폐와 간을 거쳐 산소와 영양소를 공급받아 심장으로 되돌아옴

모세혈관을 포함한 모든 혈관은 위와 같은 시스템으로 전신에 분포돼 있으므로 신체의 각 세포에 필요한 영양소와 산소를 공급하고 노폐물과 독소를 흡수해 배출하는 생명줄 역할을 합니다.

❖ 산소와 영양소를 공급하는 통로

우리가 숨을 쉴 때 들이마신 산소는 폐(허파)로 이동해 폐의 모세혈관에서 산소와 이산화탄소가 물물교환 형식으로 교체됩니다. 산소가 혈액에 흡수되면 붉은색을 띤 적혈구는 혈액순환으로 전신의 모세혈관을 통과하면서 각 세포에 산소와 영양소를 공급합니다.

❖ 노폐물과 독소를 회수하는 통로

적혈구가 세포에 산소와 영양소를 공급하고 각종 세포가 배출한 노폐물과 독소를 싣고 신장(콩팥)과 간의 모세혈관을 통과하면서 걸러진 노폐물은 소변과 대변으로 배출됩니다.

❖ 면역물질을 공급하는 통로

혈액에는 외부에서 침입한 세균과 바이러스를 물리치는 역할을 하는 백혈구가 존재합니다. 백혈구는 모세혈관을 이용해 이와 같은 면역물질이 필요한 장소로 파견되기도 하고, 모세혈관 내피세포에서 외부의 적들과 대항하기 위한 성분을 분비해 스스로를 보호하기도 합니다.

❖ 호르몬을 전달하는 통로

신체 각 부분의 모든 정보는 신경을 이용해 전달되지만, 때로는 멀리 떨어진 곳에서 생산된 호르몬이 모세혈관을 이용해 필요한 장소로 이동해 신호를 전달하기도 합니다.

❖ 체온 조절을 하는 통로

　신체는 체온을 일정하게 유지해야 하므로 운동을 하거나 더울 때는 피부 근처의 모세혈관이 확장돼 평소보다 많은 혈액을 통과시키면서 피부 온도를 높여 열을 방출합니다. 추울 때는 이와 반대로 모세혈관이 좁아져 평소보다 적은 양의 혈액을 통과시키면서 피부 온도를 낮춰 체온이 방출되지 않도록 합니다.

　위와 같이 우리 몸에서 중요한 역할을 하는 모세혈관은 매우 가늘고 약해 쉽게 상처가 나거나 염증이 생깁니다. 그런데 만약 모세혈관에 염증이 생겨 약해지거나 막히거나 터지면, 각각의 장기에 영양소 공급이 중단되고 세포 속의 노폐물이 배출되지 않으므로 독소가 쌓여 질병으로 진행됩니다. 그러면 어떤 요소들 때문에 모세혈관에 염증이 생기게 되는지 차근차근 이야기해보겠습니다.

모세혈관에 상처를 내는 고혈당

　음식으로 섭취한 탄수화물이 포도당으로 전환돼 혈액 속에 지나치게 많이 존재하는 것을 '고혈당(高血糖)'이라고 합니다. 이러한 고혈당 상태가 지속되면 모세혈관에 상처를 냅니다. 일부에서는 혈당 수치가 200mg/dℓ을 초과하면 상처가 나기 시작하고 220mg/dℓ을 초과하면 즉시 상처가 난다고 하지만, 국제당뇨병연맹(IDF)은 "식후 혈당 수치가 160mg/dℓ을 초과하면 혈관 내피세포에 상처가 난다"라고 발표했습니다.

당뇨병 환자의 평소 혈당 수치는 125mg/dℓ 이상, 경계형에 속한 사람은 101~125mg/dℓ인데 밀가루음식이나 흰쌀밥을 먹으면 즉각 160~200mg/dℓ 이상으로 치솟아 모세혈관에 상처를 내며, 염증이 발생하기 시작합니다. 이러한 현상은 눈에 보이지 않게 진행되므로 대부분의 사람은 전혀 모른 채 살아갑니다.

▎고혈당이 모세혈관에 상처를 냄

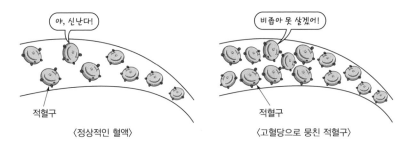

〈정상적인 혈액〉 〈고혈당으로 뭉친 적혈구〉

모세혈관에 상처가 나면 혈액 속의 산화(酸化)된 LDL콜레스테롤이 상처 난 곳으로 비집고 들어갑니다. 그러면 이번에는 백혈구의 일종인 매크로파지가 따라 들어가 이들을 집어삼키고 몸이 빵빵해져 터져 죽거나 이 사체의 영향으로 혈관 내부가 부풀어올라 좁아지고 딱딱해지기 시작해 동맥경화로 진행됩니다. 이러한 일이 오랜 세월에 걸쳐 반복되면 모세혈관이 막히고, 각 세포의 영양소 공급과 노폐물 회수가 제대로 이뤄지지 않기 때문에 당뇨병을 비롯한 다양한 질병이 발생하는 것입니다.

또한 혈액이 적정 수준 이상의 포도당으로 고혈당 상태가 되면 피가 끈적끈적해져 고지혈증이 돼 모세혈관에 상처를 내고 결국 동맥경화와 고혈압으로 진행됩니다. 이 과정을 이해하기 쉽게 정리하면 다음과 같습니다.

❶ 혈액이 고혈당 상태가 된다 → 헤모글로빈에 포도당이 들러붙어 딱딱해지면 모세혈관을 통과할 때 변형이 되지 않는다 → 모세혈관이 막혀 각 세포에 영양 공급이 불가능해진다 → 각 세포는 영양부족으로 노화된다 → 노화로 질병이 발생하기 시작한다

❷ 혈액이 고혈당 상태가 된다 → 헤모글로빈에 포도당이 들러붙어 딱딱해지면 전신의 혈관에 상처를 낸다 → 매끈매끈해야 할 혈관 벽이 울퉁불퉁해진다 → 상처 때문에 동맥경화가 발생한다 → 모세혈관에서도 출혈이 생겨 혈관장애가 발생한다 → 심장, 신장, 뇌, 눈의 망막, 신경 등의 장기에 장애가 발생한다

❸ 혈액이 고혈당 상태가 된다 → 전신에 분포된 신경섬유 기능에 이상이 생겨 정보 전달속도가 느려진다 → 발이 욱신거리며 아프거나 저린다 → 감각이 둔해져 상처가 나도 잘 모른다 → 괴저가 발생해 발가락이나 다리를 절단한다

❹ 혈액이 고혈당 상태가 된다 → 혈당 수치를 낮추기 위해 다량의 인슐린이 분비된다 → 교감신경이 자극을 받아 고혈압이 된다 → 신장에서 염분이 제대로 배출되지 않는다 → 몸이 붓거나 체중이 늘어난다

❺ 혈액이 고혈당 상태가 된다 → 혈당 수치를 낮추기 위해 다량의 인슐린이 분비된다 → 고혈당과 고인슐린혈증으로 간에서의 지방 합성이 증가한다 → 혈액에 중성지방과 콜레스테롤이 급증해 고지혈증이 발생한다 → 고지혈증이 발생하면 매끈해야 할 혈관 내벽이 울퉁불퉁해진다 → 모세혈관의 혈액순환에 장애가 발생해 각 세포에 영양이 제대로 공급되지 않는다

❻ 혈액이 고혈당 상태가 된다 → 혈당 수치를 낮추기 위해 다량의 인슐린이 분비된다 → 고혈당과 고인슐린혈증으로 간에서의 지방 합성이 증가해 지방조직에 쌓인다 → 지방조직의 지방세포가 비만세포로 변신한다 → 비만세포에서 염증을 일으키는 물

질이 분비된다 → 각종 장기에 염증이 발생하면 질병으로 진행한다

❼ 혈액이 고혈당 상태가 된다 → 혈당 수치를 낮추기 위해 다량의 인슐린이 분비된다 → 고혈당과 고인슐린혈증으로 간에서의 지방 합성이 증가해 간에 쌓인다 → 간에 30퍼센트 이상 쌓이면 지방간이 된다 → 지방간에서 염증을 일으키는 물질이 분비된다 → 간염을 비롯해 간 질환으로 진행한다 → 해독작용을 하지 못해 각종 질환을 유발한다

❽ 고혈당 상태가 지속된다 → 고인슐린혈증이 된다 → 교감신경이 긴장한다 → 신장기능이 저하된다 → 나트륨이 잘 배출되지 않는다 → 혈관 내피세포가 딱딱해진다 → 고혈압이 발생한다 → 혈관내피세포에 상처가 난다 → 소형의 LDL콜레스테롤이 비집고 들어간다 → 백혈구(매크로파지)가 먹어치우고 포말세포가 돼 빵빵해진다 → 혈관 내부가 좁아진다 → 동맥경화가 발생한다 → 혈관질환이 발생한다

4
모세혈관을 좁히는 콜레스테롤과 중성지방

앞에서 동맥경화를 일으키는 요인 중 하나는 산화된 LDL콜레스테롤이라고 설명했는데, 콜레스테롤뿐 아니라 중성지방도 이에 한몫하고 있습니다. 고혈당으로 모세혈관에 상처가 나면 이를 수리·복구하기 위해 혈액 속의 혈소판이 모여들어 상처에 혈전(血栓)이 생깁니다. 이러한 일이 반복되면 혈관 내벽이 더욱 두꺼워지고 딱딱해지면서 혈관 내부는 점점 좁아져 혈액순환이 원활해지지 않습니다.

신체의 기본 단위인 세포의 세포막 형성에는 반드시 콜레스테롤이 있어야 하기 때문에 신체의 필요에 따라 자체적으로 합성합니다. 그런데 동물성 식품을 섭취하면 다량의 콜레스테롤이 몸속으로 유입되고 스트레스를 받으면 추가로 생성되기 때문에 엎친 데 덮친 격으로 혈액 속에 필요 이상의 콜레스테롤이 많아져 혈관 내부에 들러붙게 돼 자연히 모세혈관이 좁아집니다.

‖ 콜레스테롤이 들러붙은 혈관 내부

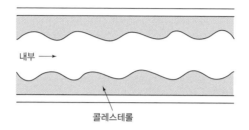

필요 이상의 포도당은 간에서 중성지방으로 전환돼 혈액을 더욱 끈적거리게 만들어 혈전이 생기기 쉬운 환경을 조성합니다. 혈전이 혈액순환으로 온몸을 돌아다니다가 가장 비좁은 장소인 모세혈관에 쌓이거나 막히면 각 세포에 산소와 영양소 공급이 차단되므로 아무리 영양이 풍부한 음식을 섭취해도 제대로 공급되지 않습니다. 그리하여 신체의 장기는 영양부족으로 점차 쇠약해지면서 제기능을 하지 못하게 되는데, 인슐린 생산 공장인 췌장도 포함됩니다.

이처럼 필요 이상의 콜레스테롤과 중성지방은 모세혈관뿐 아니라 각종 혈관에도 쌓여 혈액순환을 방해합니다. 그 결과, 동맥경화, 심혈관질환, 뇌혈관질환을 일으켜 우리의 생명을 위협하는 요인이 되므로 동물성 단백질과 단순 탄수화물을 과다 섭취하지 않도록 유의해야 합니다.

‖ 혈전으로 생성된 혈관 내부

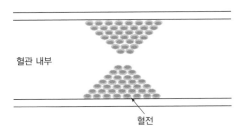

혈관 내부

혈전

혈액 속에 과잉으로 존재하면 혈관 내벽에 들러붙는 콜레스테롤과 혈액 속을 떠돌아다니는 중성지방을 이해하기 쉽게 정리해보겠습니다.

‖ 콜레스테롤과 중성지방의 차이

콜레스테롤	중성지방
인체의 세포를 만드는 재료	인체의 에너지원이 됨
날씬해도 수치가 높은 경우가 있음	주로 뚱뚱한 사람에게 많음
식사 후 수치가 즉시 상승하지 않음	식사 후 수치가 즉시 상승함
동물성 식품, 트랜스지방, 과산화지질 섭취	단순 탄수화물 · 알코올 · 지방 과다 섭취
스트레스를 받으면 다량 필요함	스트레스로 과식하면 다량 발생함
동맥경화, 담석증이 발생함	동맥경화, 급성췌장염, 통풍, 지방간이 발생함

5

혈액순환을 방해하는
당화물질

당뇨병 환자를 비롯해 스트레스를 심하게 받거나 질환을 앓고 있는 사람과 악수하면 한결같이 손이 차갑습니다. 손이 차갑다는 것은 모세혈관으로 적혈구가 제대로 통과하지 못해 혈액순환에 문제가 발생했다는 신호이므로 이를 예사로 보아 넘겨서는 안 됩니다.

각종 영양소와 산소를 공급하는 적혈구가 모세혈관을 통과하지 못하는 이유는 바둑알처럼 따로따로 떨어져 있어야 하는 적혈구가 엽전 꾸러미처럼 뭉쳐 있기 때문입니다. 이처럼 한데 뭉친 적혈구가 모세혈관을 통과하지 못하면 각각의 세포는 산소와 영양소를 제대로 공급받지 못해 제기능을 발휘할 수 없게 됩니다.

┃ 모세혈관으로 들어가지 못하는 당화물질로 뭉친 적혈구

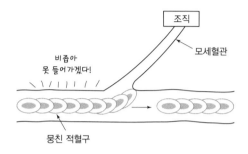

이는 자동차를 예로 들어 설명할 수 있습니다. 자동차 엔진에 오일이 부족하면 연료를 폭발시키는 피스톤이 제대로 움직이지 못해 엔진에 들러붙을 수 있고, 라디에이터에 물이 부족하면 뜨거워진 엔진의 열을 식혀주지 못해 화재가 발생할 수 있습니다. 또한 타이어에 공기가 부족하면 자동차가 굴러갈 수 없습니다.

이처럼 인슐린을 생산하는 췌장의 모세혈관에 염증이 발생하거나 막혀 혈액순환이 제대로 이뤄지지 않으면 인슐린 생산 공장인 췌도(膵島)에 산소와 영양소가 제대로 공급되지 못합니다. 그렇게 되면 췌장의 기능 저하로 인슐린이 제대로 생산되지 못한다는 것은 불 보듯 뻔한 사실입니다. 이러한 점은 췌장뿐 아니라 신체의 모든 장기에도 해당합니다.

적혈구가 엽전 꾸러미처럼 뭉쳐지는 데 한몫하는 것은 당화물질과 동물성 기름입니다. 자석이 같은 극끼리 만나면 서로 밀어내는 것처럼 적혈구 주변도 마이너스 전기를 띠고 있기 때문에 서로 밀어내 바둑알처럼 따로따로 떨어져 있어야 합니다. 그런데 플러스 전기를 띤 당화물질과 동물성 기름이 적혈구 사이사이에 끼어들어 접착제 역할을 하면 적혈구들이 엽전 꾸러미처럼 뭉쳐 모세혈관을 쉽게 통과할 수 없게 됩니다.

이와 같이 적혈구끼리 뭉쳐 혈액순환이 제대로 되지 않으면 산소와 영양소를 원활하게 공급하지 못하므로 손발이 차가워지고 어깨가 결리거나 나른해지는 증상이 나타나기 시작합니다. 따라서 당화물질과 동물성 기름을 과다 섭취하지 않도록 주의해야 합니다(당화물질에 관한 더욱 자세한 내용은 168쪽을 참조하기 바랍니다).

6

만성 염증을 일으키는
원인

비만세포의 악성 물질

고혈당 때문에 상처 난 모세혈관이 아직 치유되지 않았는데도 염증이 추가로 발생하면 엎친 데 덮친 격으로 혈관은 빠른 속도로 낡아, 오래된 고무호스처럼 군데군데가 터지고 찢어집니다. 이처럼 혈관에 염증을 발생시키는 요인에는 다양한 원인이 있지만, 비만세포에서 분비되는 악성 물질도 한몫하고 있습니다.

지방세포에 지방이 쌓여 빵빵해진 상태를 '비만세포'라고도 합니다. 건강한 사람의 지방세포에서는 혈관을 수리·복구하는 착한 호르몬인 아디포넥틴이 분비되지만, 뚱뚱한 사람의 비만세포에서는 염증을 일으키는 물질로 알려진 '종양괴사인자', 즉 티엔에프 알파 호르몬이 분비됩니다.

티엔에프 알파의 본래 임무는 몸속에 침입한 세균이나 바이러스를 발견하면 "적군이 나타났다!"라고 경고하는 것입니다. 그런데 빵빵해진 비만세포 속으로 또 다른 지방이 헤집고 들어오려고 하면 적군으로 착각해 티엔에프 알파 호르몬을 분비하기 시작합니다.

티엔에프 알파는 경고를 하기 위해 혈액순환으로 온몸을 돌아다니다가 면역세포를 만나면 "적군이 나타났다!"는 잘못된 메시지를 전달합니다. 이러한 엉터리 정보를 접한 면역세포는 적군과 싸울 태세를 취하며 병력의 숫자를 증강시킵니다. 그리고 면역세포 자신도 티엔에프 알파를 분비하면서 잘못된 메시지를 퍼뜨리고, 적군을 찾아내기 위해 온몸을 돌아다닙니다.

하지만 적군은 어디에도 없습니다. 그러면 이번에는 면역세포가 고혈당 때문에 상처 난 혈관 내벽 속으로 파고들어가 활성산소로 과산화지질이 된 LDL콜레스테롤을 발견합니다. 면역세포는 이들을 닥치는 대로 집어삼키기 시작하고 배가 불러 빵빵해지면 마침내 터지고 맙니다. 그 결과 적군을 만나면 발사하려고 준비해둔 미사일과 같은 물질이 주변을 향해 폭발하면서 모세혈관 내벽에 상처를 내 또다시 염증을 일으키는 악순환이 반복되는 것입니다.

티엔에프 알파는 인슐린 운송수단인 글루트4가 생성되는 것을 억제해 인슐린 저항을 일으키고 혈액 속의 포도당이 세포 속으로 빨리 들어가지 못하게 하는 악성 물질입니다. 이와 같은 악성 물질에는 여러 종류가 있습니다(자세한 내용은 제가 저술한『비만, 왜 만병의 근원인가?』를 참조하기 바랍니다).

‖ 체내 염증을 일으키는 물질

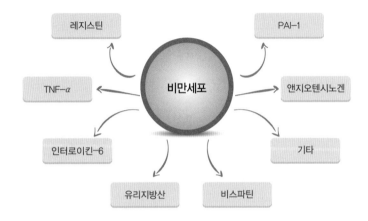

활성산소

'산화'란, 어떤 물질이 산소와 결합해 기능이 약해지는 것을 의미합니다. 이해하기 쉽게 설명하면 '몸속이 녹이 스는 것'으로 비유할 수 있습니다. 즉, 껍질을 벗긴 사과 표면이 공기와 접촉해 시간이 지남에 따라 갈색으로 변하는 것과 같은 원리입니다.

우리 인체의 세포도 산화력이 강한 활성산소에 노출되면 산화돼 염증이 발생하도록 설계돼 있습니다. 따라서 산화와 염증은 동전의 양면처럼 떼려야 뗄 수 없는 관계, 즉, '산화=염증'이라는 공식이 성립되는 관계입니다.

염증을 일으키는 활성산소의 종류는 다양하지만, 발생 과정을 설명하면 다음과 같습니다.

우리가 숨을 쉴 때 들이마신 산소는 에너지 생산에 이용되는 과정에서 2~3퍼센트는 활성산소로 전환됩니다. 이렇게 전환된 활성산소는 독성물질로 변환돼 몸에 적합하지 않은 세균이나 바이러스와 같은 이물질을 물리치는 무기가 되지만, 지나치게 많이 발생하면 정상적인 세포와 유전자 정보가 담긴 DNA에 해를 입힙니다.

그런데 우리 인체에는 다행스럽게도 활성산소로 인한 산화를 억제하는 항산화(抗酸化) 기능, 즉 '항산화력(抗酸化力)'이 갖춰져 있습니다.

∥두 얼굴을 가진 활성산소

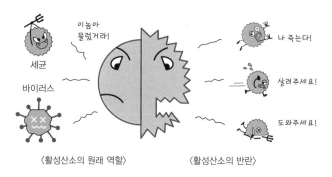

〈활성산소의 원래 역할〉　　〈활성산소의 반란〉

그 대표적인 존재는 '슈퍼옥시드 디스무타아제(Super Oxide Dismutase)'로 알려진 SOD효소입니다. 누구에게나 존재하는 SOD효소는 과잉의 활성산소를 제거해 독성을 없애는 역할을 하므로 어느 정도 활성산소가 발생해도 문제가 되지 않습니다.

하지만 염증, 스트레스, 화학물질, 중금속, 전자파, 대기오염, 흡연, 자외선, 불규칙한 생활, 과음·과식 등으로 발생한 과잉의 활성산소가 항산화력을 능가하면 건강한 세포가 손상됩니다.

다양한 원인으로 발생한 활성산소는 세포를 보호하기 위해 몸속의 세포막에 존재하는 오메가3, 오메가6 계열의 불포화지방산을 산화시켜 '과산화지질(過酸化脂質)'로 만듭니다. 활성산소가 만들어낸 과산화지질은 세포막의 기능을 방해해 노화를 촉진할 뿐 아니라 혈액 속에 존재하는 LDL콜레스테롤을 산화해 혈관에 만성염증과 동맥경화가 생기게 합니다. 이렇게 모세혈관에 만성염증과 동맥경화가 발생하면 각 세포의 영양소 공급과 노폐물 회수가 제대로 이뤄지지 않기 때문에 당뇨병을 비롯한 각종 질환이 발생하기 시작하는 것입니다.

이처럼 혈관에 염증을 일으키는 활성산소가 발생하더라도 그 독소를 무력화시키는 물질이 바로 '항산화물질'입니다. 그러면 항산화물질은 어디에서 공급받아야 할까요? 이는 다름 아닌 신선한 채소와 과일에서만 얻을 수 있습니다. 〈뉴스위크〉(1994년 4월호)에서는 항산화물질을 가리켜 '비타민·미네랄을 초월하는 물질, 암 예방 티켓'이라고 보도한 적이 있습니다.

수천 가지가 넘는 항산화물질 중에서 모세혈관을 튼튼하게 하는 물질에는 '비타민 P'라 불리는 '루틴'이 있습니다. 루틴은 양파, 메밀, 감귤류에 많이 포함돼 있으며, 당뇨병 예방과 개선을 위해 매일 식탁에 올라와야 하는 식품입니다.

노화된 세포

모든 장기의 세포에는 수명이 정해져 있어, 수명이 다 된 세포는 죽고 새로운 세포로 교체되는 신진대사가 끊임없이 이뤄지고 있습니다. 세포의 수명은 다음과 같은데, 섭취하는 음식의 질에 따라 수명이 단축되기도 하고 늘어나기도 합니다.

- 소장세포 1~3일
- 위장세포 4일
- 위장 전체 5~7일
- 입안 점막 7~10일
- 혈소판 10일
- 대장세포 14일
- 심장세포 21일
- 피부세포 14~28일

- 골수세포 28일

- 간세포 42~56일

- 근육세포 60일

- 적혈구 100~120일

- 뼈세포의 수명은 90일이지만, 모든 뼈와 접속조직은 7년마다 새로운 것으로 교체됨

위와 같이 신진대사에 따라 새로운 세포로 교체될 때, 수명이 다돼 노화된 세포가 죽으면 노폐물로 배출돼야 합니다. 그런데 세포에 산소와 영양소를 공급하는 모세혈관이 막히거나 낡아 터지고 찢어지면 노폐물이 배출되지 않고 조직에 머물게 됩니다. 그러면 어떤 일이 발생할까요?

노화돼 죽은 세포에서는 염증을 촉진하는 물질이 끊임없이 분비돼 주변의 건강한 세포에 끊임없이 염증이 발생하게 합니다. 그리하여 노화된 모세혈관의 세포도 신진대사가 신속하게 이뤄지지 않아 모세혈관도 약해져 노폐물을 배출하지 못하고 결국 막히게 됩니다.

다량의 오메가6

자동차에는 브레이크와 액셀러레이터가 있어 속도를 조절하듯, 우

리가 섭취하는 식용유에는 염증을 가라앉히는 역할을 하는 오메가3, 염증을 일으키는 오메가6 계열의 기름이 있습니다. 신체의 기본 단위인 세포의 세포막에서 이들이 균형을 이뤄야 모세혈관도 튼튼해져 제기능을 할 수 있습니다. 그런데 오메가3와 오메가6의 섭취 균형 (1:1~1:4)이 무너지면 세포막에 염증이 생기고 각종 질환을 일으키기 시작합니다.

오메가3 계열로는 들기름, 차조기기름, 아마인유가 있고, 오메가6 계열로는 참기름, 콩기름, 옥수수기름, 포도씨기름, 카놀라유, 홍화씨기름, 면화유, 호두기름 등이 있습니다. 오늘날 대부분의 가정과 식당에서는 값이 비싼 들기름 대신 값싸고 흔한 오메가6 계열의 기름을 사용하기 때문에 오메가3와 오메가6의 섭취 균형이 무너져 1:10은 보통이고, 심지어 1:30~50의 비율로 섭취하고 있는 것이 현실입니다.

이처럼 브레이크 역할의 오메가3 기름은 거의 섭취하지 않고 액셀러레이터 역할을 하는 오메가6 기름만 과다 섭취하면 모세혈관에 쉽게 염증이 발생해 혈액순환을 방해합니다. 또한 각각의 세포에 산소와 영양소가 제대로 공급되지 않기 때문에 당뇨병 진행에 가속도가 붙습니다. 오로지 혈당 수치 관리에만 신경쓰면 염증이 발생해 막히거나 터져 노화된 모세혈관은 언제쯤 치유될까요?

염증을 치유하는 역할을 하는 오메가3 계열의 기름은 들기름 외에 다시마와 등푸른생선, 색깔이 진한 각종 채소에도 포함돼 있습니다.

통닭, 피자, 햄버거, 만두, 탕수육처럼 오메가6 계열의 기름에 튀기거나 볶은 음식보다는 해산물과 신선한 채소를 많이 섭취해 오메가3와 오메가6의 균형을 이뤄야만 모세혈관의 염증이 치유돼 당뇨병을 예방·개선할 수 있습니다.

변질된 당화 단백질

당뇨병은 주로 '모세혈관이 노화돼 발생하는 질병'이므로 모세혈관 노화를 예방하면 당뇨병도 예방할 수 있다는 결론에 이릅니다. 그렇다면 혈관 노화를 촉진하는 또다른 물질은 무엇일까요? 그것은 바로 필요 이상 혈액 속에 존재하는 포도당 때문입니다.

혈액 속에 존재하는 포도당이 단백질의 일종인 헤모글로빈(혈색소)에 들러붙어 분리되지 않은 상태를 '당화혈색소'라고 하는데, 밤송이처럼 뾰족뾰족한 것이 들러붙어 있는 것을 연상하면 쉽게 이해할 수 있습니다.

또한 필요 이상의 포도당은 혈색소뿐 아니라 혈관 내벽의 단백질인 콜라겐에도 들러붙어 서서히 '당화 단백질'로 변하게 합니다. 혈관의 콜라겐이 당화 단백질로 변질되면 탄력성과 유연성이 없어지고 혈관은 두꺼워지거나 딱딱해집니다. 이는 마치 고무호스가 오래돼 낡으면 유연성이 없어지고 약간의 충격에도 구멍이 나거나 찢어지는 것처럼 혈관이 낡아 너덜너덜해지면 쉽게 상처가 납니다. 이것이 바로 고혈당이 혈관에 상처를 내는 근본 원인입니다.

1987년 미국 아카데미의 '안소니 세라미' 박사는 '당화로 인한 노화'를 발표하면서 "혈당 수치가 급격히 올라가면 인체 조직의 단백질이 포도당과 결합해 상처를 내고 염증을 일으켜 노화를 촉진한다"라고 말했습니다. 이러한 발표에 의학계의 많은 사람이 뜨거운 반응을 보인 이유는 당뇨병 환자는 일반인보다 동맥경화가 빠르게 진행되고 백내장을 비롯한 다른 질환도 빠르게 발생하고 있기 때문입니다.

미국의 피부과 의사인 '니콜라스 페리콘' 박사도 『주름과의 전쟁(The Wrinkle Cure)』(2000년 출판)과 『페리콘 처방전(Perricone Prescription)』(2002년 출판)에서 "약이나 성형수술 없이 젊게 살 수 있다"라고 말하면서 "혈당 수치가 갑자기 올라가면 몸속에서 다양한 화학반응이 일어나 염증이 발생하며 노화를 촉진한다"라고 주장했습니다. 또한 "피부에 노화 현상이 발생하면 포도당이 콜라겐과 결합해 활성산소가 발생한다. 이 때문에 염증이 발생하고 콜라겐이 손상된다. 섬유아세포(纖維芽細胞)는 콜라겐과 엘라스틴을 만들어내는 세포인데, 배양 중인 섬유아세포에 포도당을 한 방울 떨어뜨리면 불과 1~2분 사이에 세포 속에서 급격한 염증 반응이 일어난다"라고 말하기도 했습니다.

미국 애리조나대학교 '앤드류 웨일' 박사도 『헬시 에이징(Healthy Aging)』(2006년 출판)에서 "일과성이라도 혈당 수치가 올라가면 당화가 촉진되며, 신체 구조와 기능을 손상시키는 당화물질의 생성도 촉진된다. 이는 유전자의 종류와는 관계없이 만인에게 해당하는 사항이다"라고 말했습니다.

이처럼 당뇨병으로 심한 고혈당 상태가 되고, 당화 작용 탓에 모세혈관이 노화돼 막히면 동맥경화증·심근경색·뇌경색, 발가락에 발생하면 족부궤양, 신경에 발생하면 신경증, 눈에 발생하면 망막증, 신장에 발생하면 신부전증으로 이어집니다.

비타민 D 부족

최근 비타민 D가 부족하면 신체에 염증이 발생한다는 것이 동물실험 결과에 많은 학자가 주목하기 시작했습니다. 비타민 D는 뼈를 튼튼하게 할 뿐 아니라 우울증과 치매 예방에도 도움이 된다고 해서 '만능 비타민'이라는 별명도 있지만, 신체가 햇볕을 받으면 피부의 콜라겐이 비타민 D로 변환되기 때문에 '비타민'이라기보다 '호르몬'이라고 주장하는 학자도 있습니다.

비타민 D에는 D_2에서 D_7까지 여섯 가지 종류가 있으며, D_4에서 D_7까지는 효력이 약하기 때문에 흔히 비타민 D라고 하면 D_2와 D_3를 가리킵니다. 비타민 D가 부족하면 아무리 칼슘을 많이 섭취해도 소장에서 흡수되지 않습니다. 따라서 칼슘 섭취에만 신경쓸 것이 아니라 비타민 D를 제대로 흡수하고 있는지 신경써야 합니다.

비타민 D는 목이버섯·표고버섯과 같은 버섯류와 생선으로도 섭취할 수 있지만, 생선을 좋아하지 않거나 버섯을 섭취할 기회가 많지 않은 사람은 비타민 D가 금방 부족해지기 쉽습니다. 그래서 어떤 사람은 영양제 형태로 섭취하기도 하는데, 인공적으로 합성한 것은 오히려 뼈를 약화시킨다는 보고도 있으므로 주의가 필요합니다.

비타민 D는 피부가 햇볕을 받으면 콜라겐으로 생성되기 때문에 음식을 통하지 않고도 필요량을 충족할 수 있습니다. 이를 위해서는 겨울에는 1시간 30분, 봄·가을에는 1시간, 여름에는 30분 정도 오전의 햇볕에 피부를 노출시켜야 합니다. 하지만 자외선을 받으면 피부암이 발생한다는 이유로 선크림을 바르고 선글라스와 마스크로 얼굴을 감싸고 산책하는 사람을 흔히 볼 수 있는데, 선크림을 바르거나 유리를 통과한 햇볕은 효과가 없고, 직접 햇볕을 받으며 걷기 운동을 해야 모세혈관도 튼튼해지고 비타민 D도 생성됩니다.

염증을 일으키는 최악의 원흉, 담배

담배의 폐해는 상상을 초월할 정도로 심각합니다. 영국왕실암연구기금, 세계보건기구(WHO), 미국암협회가 공동으로 출간한 『선진국의 흡연 사망 1950~2000년』에서는 1년에 300만 명 이상이 흡연으로 사망한다고 발표했습니다.

『Reducing the Health Consequences of Smoking』(1989년 출판)이라는 책에서도 "불붙은 담배는 실제로 약 4,000가지의 화학 물질을 뿜어내는 공장이다. 유독 물질 중 43가지 화학 물질이 발암 물질로 확인됐다. 이 화학 물질의 일부는 끈적끈적한 타르 형태로 돼 있어서 폐와 폐로 들어가는 기도에 들러붙는데, 이것이 나중에 폐암을 초래할 수 있다. 또한 흡연은 방광암, 췌장암 및 신장암의 원인이 되며 위암과도 관련이 있는 것으로 생각된다"라고 말했습니다.

이처럼 담배 연기에는 4,000여 가지 화학 물질로 이뤄진 타르가 들어 있으며, 이러한 화학 물질 가운데 43가지는 암을 유발하는 것으로 알려져 있습니다. 특히 시안화물, 벤젠, 메탄올, 아세틸렌(토치 램프에 사용되는 연료), 산화질소, 일산화탄소 등의 독소가 포함돼 있는데, 인체에 염증을 일으키는 원흉이라는 것은 수많은 논문과 책에서 확인할 수 있습니다.

7

혈당 수치는 수면 부족으로도 높아진다

우리 주변에는 BMI가 23으로 정상인데도 당뇨병으로 고생하는 사람이 있습니다. 이러한 사람들의 공통점은 불규칙한 생활습관과 수면 부족입니다. 수면이 부족한 사람은 그렇지 않은 사람보다 당뇨병 발병률이 1.42배 높다는 보고가 있으므로 가능하면 규칙적인 생활을 해야 합니다.

7시간 전후의 숙면을 취하면 뇌하수체에서 신체의 수리·복구와 신진대사를 담당하는 성장 호르몬이 제대로 분비됩니다. 성장 호르몬은 키가 한창 크는 청소년 시절에 가장 왕성하게 분비되지만, 성인이 돼도 꾸준히 분비돼 각종 영양소의 대사를 촉진하며 체지방 분해, 근육량 증가, 각 세포의 재생 및 증식 등의 작용을 합니다. 성장 호르몬은 밤 10시~새벽 2시 사이에 가장 왕성하게 분비되기 때문에 이 시간대를 '신데렐라 타임'이라고 부르기도 합니다. 따라서 밤 10시가 되면 만사 제쳐놓고 잠자리에 드는 것이 건강을 유지하는 비결이라 할 수 있습니다.

하지만 뜻하지 않은 일로 하루만 수면 부족에 시달려도 성장 호르몬 분비가 줄어들고 체지방 분해가 제대로 되지 않아 체중 증가의 원인이 됩니다. 수면 부족이 2일 이상 지속되면 식욕을 억제하는 호르몬 '렙틴'이 줄어들고 그 대신 식욕을 촉구하는 호르몬 '그렐린'이 지나치게 많이 분비되므로 자신도 모르게 과식을 하게 됩니다. 지나치게 많이 섭취한 탄수화물로 혈당 수치가 올라 고혈당 상태가 되는 결과를 초래하는 것입니다.

또한 수면 부족 상태가 여러 날 지속되면 장 속에 사는 세균 집단에도 불균형이 생겨 비만을 일으키는 세균이 증가하므로 아무리 칼로리를 계산해 다이어트를 해도 체중이 늘어나게 됩니다. 그러므로 비만과 당뇨병 예방을 위해서는 어떤 일이 있더라도 밤 10시에는 잠자리에 들어야 합니다.

8

당뇨병 환자의 혈액에
대장균이 우글거린다!?

"당뇨병 환자의 혈액에 세균이 우글거린다!"는 말을 들으면 어떤 생각이 드시나요? "말도 안 돼! 어떻게 세균이 깨끗한 혈액에서 우글거린다는 말이야?" 하고 반박할 것입니다. 하지만 이러한 내용이 사실이라는 것이 미국의 학술지 〈당뇨병 관리(Diabetes Care)〉(2014년 5월 13일 온라인판)에 게재됐으며, 그 내용을 정리하면 다음과 같습니다.

일본 준텐도의과대학 연구팀과 일본 야쿠르트 사가 합동으로 실시한 제2형 당뇨병 환자 50명과 건강한 사람 50명을 대상으로 한 혈액 검사에서 장 속에 살고 있는 세균을 발견했는데, 당뇨병 환자는 50명 중 14명(28퍼센트), 환자가 아닌 그룹은 2명(4퍼센트)에게서 검출됐다는 것입니다.

▮ 연결 부위의 누수 현상

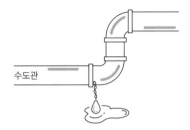

수도관

위 그림처럼 수도관을 연결한 부위가 헐겁거나 구멍이 뚫려 있으면 물이 새어 나오는데, 같은 현상이 신체의 소장과 대장에서 실제로 발생하고 있습니다. 이러한 현상을 '장누수증후군(腸漏水症候群)'이라 하며, 어떤 이유로 장에 염증이 발생해 영양소를 흡수하는 세포와 세포 사이에 간극이 생기고 구멍이 뚫려, 흡수되면 안 되는 이물질과 세균이 그 통로를 이용해 혈액으로 흡수된 결과입니다.

이와 같은 염증은 소장과 대장뿐 아니라 신체의 모든 조직에 발생하며, 특히 가장 약한 조직인 모세혈관에 가장 먼저 발생합니다.

4부

당뇨병을
예방 · 개선하기
위한 방법

당뇨병의 가장 큰 문제점은

2년마다 하는 정기검진 제도로는

예방할 수 없다는 것입니다. 당뇨병은

진행되고 있는데 본인은 물론 단골

병원의 의사조차 모르고 있다가 어느 날

갑자기 발병하는 것으로 알려졌지만, 모든

질병은 원인과 결과의 법칙에 따른 결과물입니다.

하지만 합병증이 무서운 당뇨병도 예방법을 알고

제대로 실천하면 충분히 개선할 수 있습니다.

①
예방을 위한
첫걸음

지진이 나기 전에 여러 가지 전조 증상이 나타나듯, 당뇨병 역시 발생하기 전에 신체적으로 증상이 서서히 나타납니다. 다만 우리가 미리 감지하지 못할 뿐입니다. 당뇨병을 예방하기 위해서는 다음과 같은 환경적 요인과 현재 자신의 식생활을 살펴보는 것이 현명한 방법입니다.

❖ 환경적 요인
- 40세 이상이다
- 고혈압이 있다
- 고지혈증이 있다

- 흡연 습관이 있다
- 운동할 시간이 없다
- 몸이 뚱뚱한 편이다
- 어릴 때부터 과체중이다
- 느긋하게 쉬는 날이 적다
- 가족 중 당뇨병 환자가 있다
- '당뇨병 경계형' 진단을 받았다
- 스트레스가 많이 쌓이는 환경이다
- '임신성 당뇨병' 진단을 받은 적이 있다

❖ 식생활 요인

- 술을 많이 마신다
- 매일 간식을 먹는다
- 아침을 먹지 않는다
- 달콤한 것을 좋아한다
- 식사 시간이 불규칙하다
- 기름진 음식을 좋아한다
- 밤늦게 많이 먹는 편이다
- 단순 탄수화물을 좋아한다
- 항상 배가 부를 때까지 먹는다
- 채소와 해조류는 좋아하지 않는다

앞 항목에서 해당하는 것이 많을수록 당뇨병으로 진행될 확률이 높으므로 자신의 환경과 식생활을 재검토해볼 필요가 있습니다.

특히 유의해야 할 점은 40세가 넘으면 사람에 따라 식후 혈당 수치가 정상이 아닌데도 정기검진에서는 당뇨병으로 진단되지 않은 사람이 상당수 존재한다는 것입니다. 이러한 사람은 '경계형(당뇨병 예비군)'에 속하며, "나는 당뇨병 환자가 아니니까 괜찮아!" 하고 안심하면 안 됩니다.

'경계형'을 다른 말로는 '당뇨병 예비군 단계'라고도 하며, 이러한 상태가 지속되면 언젠가는 제2형 당뇨병으로 진행되기 때문입니다. 따라서 당뇨병 예비군 단계에서는 당뇨병 환자와 똑같은 식이요법과 운동요법을 병행해 혈당 수치를 정상으로 되돌리려고 노력해야 합니다.

당뇨병을 알리는 신호

식사 때가 되면 참을 수 없을 만큼 배가 고프고 초조해지는 사람은 '공복 혈당', '식후 혈당 수치', '당화혈색소 수치'를 검사해볼 것을 권합니다.

또한 자신의 BMI도 파악해두기 바랍니다. BMI는 '몸무게(kg)÷신장(m)÷신장(m)'로 계산하면 됩니다. 예를 들어 체중 70킬로그램,

키가 1미터 65센티미터인 경우에는 '70÷1.65÷1.65=25.7'로 BMI가 25.7이 됩니다. BMI가 23 이상인 사람은 당뇨병에 관한 정보를 빨리 습득하고 생활습관을 바꾸면 당뇨병으로 악화될 가능성을 60퍼센트까지 떨어뜨릴 수 있습니다.

일반적으로 식전에는 누구나 혈당 수치가 내려가 있지만 건강한 사람은 식전의 공복 혈당이 70~100mg/dℓ, 식후 1시간이 지나면 140mg/dℓ 이하, 2시간이 지나면 원래대로 되돌아옵니다. 대체로 혈당 수치가 170mg/dℓ를 초과하면 소변으로 포도당이 배출되지만, 사람에 따라 배출되지 않는 경우도 있습니다.

식후 2시간이 지났는데도 혈당 수치가 141~180mg/dℓ 정도라면 당뇨병 환자나 예비군에 속하게 될 수도 있습니다. 비만은 당뇨병으로 이어지는 연결 고리이기 때문에 자신이 비만이라고 생각한다면 가끔 체크해보는 것이 좋습니다.

당뇨병 초기에는 혈당 수치가 170mg/dℓ 이상인데도 소변으로 포도당이 배출되지 않는 경우도 있으므로 예비군에 속해 있다면 특히 주의해야 합니다. 따라서 자신이 당뇨병으로 진행되고 있는지 자가 진단을 해보는 것이 좋습니다. 자가 진단으로 체크한 항목이 많을수록 당뇨병이 의심되므로 혈당 수치 검사로 예방에 힘써야 합니다.

2년마다 하는 건강검진에서 당뇨병을 발견할 수 없는 또 다른 이유는 다음과 같은 식생활과 신체의 변화에 대한 의무적인 체크 항목이 없기 때문입니다.

❖ 식생활의 변화

- 목이 말라 물을 자주 마신다

- 식욕이 왕성해 많이 먹는 편이다

- 최근에 갑자기 달콤한 것이 먹고 싶어졌다

❖ 신체의 변화

- 자주 감기에 걸린다

- 손발이 자주 저린다

- 아랫배가 자주 가렵다

- 발이 자주 붓고 무겁다

- 변비나 설사를 반복한다

- 갑자기 시력이 떨어졌다

- 늘 기운이 없어 나른하다

- 피부가 가렵고 윤기가 없다

- 최근 갑자기 체중이 늘었다

- 사물이 이중삼중으로 보인다

- 허리가 무거우며 가끔 아프다

- 식후 1시간째에는 몹시 졸린다

- 성욕 감퇴와 발기부전이 발생했다

- 무좀과 음부 가려움증이 발생했다

- 앉았다 일어나면 자주 현기증이 난다

- 손·발과 근육에 경련이 자주 발생한다
- 식욕이 왕성한데도 갑자기 체중이 줄었다
- 눈앞에 모기나 벌레가 날아다니는 것처럼 보인다
- 화상이나 상처가 나도 통증이 없으며 잘 낫지 않는다
- 발바닥에 골판지 같은 것이 들러붙어 있는 듯한 느낌이 든다

❖ 소변의 변화
- 소변으로 화장실 출입이 잦다
- 소변에서 냄새가 심하게 난다
- 소변에 거품이 일며 암모니아나 달콤한 냄새가 난다
- 소변이 시원스럽게 배출되지 않으며, 뒤끝이 시원하지 않다

위 증세 중에서 당뇨병 환자에게 가장 많이 나타나는 증상을 의과 대학 교과서와 기타 문헌을 종합적으로 검토해 순위대로 정리하면 다음과 같습니다.

‖ 당뇨병을 알리는 신호

순위	나타나는 증상
1	자주 목이 말라 물을 많이 마신다
2	늘 기운이 없으며 피곤하다
3	소변을 자주 보는데 거품이 일며 암모니아나 달콤한 냄새가 난다
4	다이어트를 하지 않는데도 갑자기 체중이 줄기 시작했다

순위	나타나는 증상
5	갑자기 시력이 약해졌고 사물이 이중삼중으로 보인다
6	신경통이 자주 발생한다
7	갑자기 식욕이 왕성해져 많이 먹으며 체중이 증가하기 시작했다
8	뾰족한 물건에 찔려도 아프지 않으며 상처가 쉽게 아물지 않는다
9	발기부전(남성), 생리불순(여성) 증세가 나타난다
10	신체의 곳곳이 가려운 증세가 나타난다

나이가 40세 이상이고, BMI가 23이 넘어 과체중이거나 비만이면서 위와 같은 당뇨병 전조 증상이 있는 경우에는 2년마다 하는 건강 검진으로는 숨어 있는 당뇨병을 발견할 수 없으므로 '식후 혈당 수치'와 '당화혈색소 검사'를 반드시 받을 것을 권합니다.

2

당뇨병 예방을 위한 검사

당뇨병 검사의 목적은 예방과 개선을 위한 진단, 혈당 조절, 합병증 발생과 진행 상태 확인입니다.

공복 혈당 검사

'공복 혈당 검사'는 식후 최소 8시간이 지난 공복 상태의 혈당을 측정하는 것으로, '당뇨병' 또는 '경계형 당뇨병' 진단에 이용합니다. 대부분의 검진기관에서는 혈액 채취를 위해 정기검진이 있는 날 아침에는 "아무것도 먹지 마세요!"라고 권합니다. 검사 결과 100mg/㎗

이하는 '정상', 101~125mg/dℓ는 '경계형', 126mg/dℓ부터는 '당뇨병'으로 진단합니다.

경구당부하 검사

공복 혈당 검사에서 126mg/dℓ을 초과한 경우, 의료 기관에 따라 추가로 '경구당부하 검사(經口糖負荷檢査)'를 하는 곳도 있습니다. 이는 식후 최소 8시간이 지난 공복 상태에서 포도당 75그램을 물에 타 마시고 2시간 후의 혈당 수치를 측정하는 검사입니다. 이 검사에서 140mg/dℓ 이하는 '정상', 141~199mg/dℓ는 '경계형', 200mg/dℓ을 초과한 경우는 '당뇨병'으로 진단합니다.

식후 혈당 검사

식사를 하면 30분 후부터 혈당 수치가 올라가기 시작해 1시간째에는 피크에 달했다가 서서히 내려가기 시작합니다. 식후 1시간째에 하는 검사는 고혈당·인슐린 스파이크를 조사하기 위한 것으로, 160mg/dℓ 이상이면 지나치게 많은 포도당 때문에 혈관에 상처가 나기 시작하고, 200mg/dℓ 이상이면 본격적으로 혈관에 심한 상처가 나기 때문에 '식후 고혈당'을 '숨어 있는 당뇨병'이라고 합니다.

그리고 식후 2시간째에 하는 검사는 혈당 수치가 제대로 원래의 위치로 되돌아가는지를 확인하기 위한 것으로, 140mg/dℓ 이하는 '정상', 141~199mg/dℓ은 '경계형', 200mg/dℓ을 초과한 경우는 '당뇨병'으로 진단합니다.

하지만 음식의 종류와 신체의 컨디션에 따라 달라지므로 의사들은 이보다 더 정확한 진단법으로 '당화혈색소 검사'[4]를 활용합니다.

‖ 식후 혈당 수치의 변화

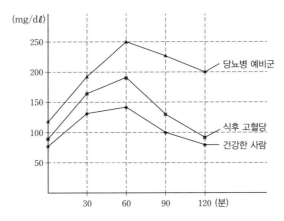

식후 1시간째 혈당 수치가 급상승한 사람이라도 2시간째에는 정상인 경우가 있으므로 식후 1시간과 2시간, 두 번에 걸쳐 검사를 하는

---

4 '당화혈색소(糖化血色素)'는 다른 말로 'HbA1c(헤모글로빈에이원씨)' 또는 '에이원씨(A1c)'라고도 하며, 공복 혈당보다 더 정확한 혈당 수치를 파악하기 위해 실시하는 검사입니다.

것이 좋습니다. 국제당뇨병연맹이 2007년과 2011년 두 차례나 "식후 고혈당 상태가 암 발생과도 관련돼 있다"라고 발표했으므로 식후 혈당 수치 체크는 암 예방을 위해서도 반드시 필요합니다.

당화혈색소 검사

당뇨병 예방을 위한 검사 중, 의사들이 가장 중요시하는 것은 '당화혈색소 검사'입니다. 우리나라 당뇨병 환자를 대상으로 한 조사에 따르면, 당화혈색소 검사에 대해 모르는 사람이 80퍼센트가 넘으며, 1년 이내에 검사를 받은 사람의 비율도 10퍼센트 미만이라고 합니다. 검사의 횟수는 나이나 혈당조절 상태에 따라 다르지만 일반적으로 1년에 4~6회 측정하는 것이 좋습니다.

'당화혈색소(HbA1c) 검사'는 혈액 속의 포도당이 산소를 운반하는 적혈구의 혈색소(헤모글로빈)에 얼마만큼 들러붙어 있는지를 확인하는 것입니다. '공복 혈당검사'와 '식후 혈당검사'는 신체의 컨디션과 섭취하는 음식에 따라 변하기 때문에 당뇨 전문의는 당화혈색소 검사를 근거로 판정합니다.

적혈구에 들러붙은 포도당은 적혈구의 수명인 100~120일간 운명을 같이 하므로 당화혈색소 검사를 하면 지난 2~3개월간의 평균 혈당 수치를 파악할 수 있습니다.

또한 식사 시간에 따른 편차에도 큰 영향을 받지 않는 장점이 있기 때문에 혈당 조절이 잘되고 있는지 확인할 수 있을 뿐 아니라 오랜 기간 당뇨로 인한 합병증 진행 정도를 예측하는 데도 중요한 근거가 됩니다. 따라서 당뇨병 예비군의 혈당 조절 목표는 5.5퍼센트, 환자는 6.5퍼센트 미만으로 하되, 1년에 4~6회 정기적인 검사를 해 매월 조금씩 낮추는 것이 가장 이상적입니다.

휴대용 측정기로 하는 검사는 측정하는 시각의 수치밖에 알 수 없으며 섭취하는 음식물의 종류와 양, 운동량, 스트레스, 측정하는 시간대에 따라 수치가 들쭉날쭉하기 때문에 평균적인 혈당 수치를 정확히 알 수 없습니다. 따라서 당뇨병 예방과 개선에는 당화혈색소 비율을 근거로 하므로 반드시 당화혈색소 검사를 받아볼 것을 권합니다. 검사는 가까운 보건소에서 무료로 받을 수 있으며, 5분이면 결과를 확인할 수 있습니다. 식후 1시간째, 즉 식사를 시작한지 1시간 후 검사하면 '식후 혈당 수치'와 '당화혈색소 비율' 두 가지 결과를 동시에 파악할 수 있습니다.

식후 혈당 수치가 160이 넘거나 당화혈색소 비율이 6.0퍼센트가 넘는 경우에는 식생활과 생활습관을 적극적으로 바꿔야 당뇨병을 예방할 수 있습니다.

3

경계형,
당뇨병으로 진행 중

각종 혈당 검사를 한 결과 '경계형(당뇨병 예비군)'으로 판정되면 재빨리 식생활과 생활습관을 개선해 더는 당뇨병으로 진행되지 않도록 예방 조치를 취해야 합니다. 하지만 "나는 아직 당뇨병이 아니래요!" 라고 하면서 마치 남의 일처럼 생각하는 사람이 의외로 많습니다.

119쪽에서 살펴본 것처럼 '식생활과 신체의 변화', 즉 당뇨병이 진행 중이라는 신호가 나타났는데도 이를 무시하고 현재의 식생활을 계속 유지한다면 당뇨병으로 진행되기 십상입니다. 당뇨병이 '소리 없이 다가오는 살인마'라고 불리는 것처럼 소리 없이 살금살금 다가오고 있는데도 아무런 조치를 취하지 않는 행위, 눈앞에 쓰나미가 소리 없이 몰려오고 있는데 애써 모르는 체하는 것보다 더 어리석은

행위는 없다고 생각합니다. 특히 당뇨병으로 고생하는 부모와 같은 식생활을 하고 있거나, 그 식생활을 그대로 물려받아 생활하고 있다면 지금 당장 '식후 혈당 수치'와 '당화혈색소 검사'를 받아 예방에 힘써야 합니다.

대한민국 국민으로서 20세 이상이면 2년마다 반드시 받게 돼 있는 건강검진 제도의 문제점은 당뇨병 예방이 불가능하다는 것입니다. 건강검진 결과 통보서의 당뇨병 항목인 '공복 혈당'에는 '정상 A, 정상 B(경계), 질환 의심' 또는 '정상', '공복 혈당 장애', '유질환자', '당뇨병 의심'이라고만 기록돼 있습니다. 더욱이 '경계형'이 '정상 B'라고 기록돼 있거나 '공복 혈당 장애', '유질환자'라는 어려운 표현을 보고 당뇨병에 관한 전문 지식이 없는 일반인이 "경계형은 당뇨병으로 진행되고 있는 중이구나!"라고 경계할 사람은 아무도 없습니다.

그리고 당뇨병 예방에 가장 중요한 항목인 식후 혈당 수치와 의사들이 가장 중요시하는 당화혈색소 검사는 눈을 크게 뜨고 아무리 살펴봐도 없습니다. 당뇨병 예방과 개선에 이보다 더 중요한 것은 없는데도 이러한 사항이 누락돼 있다는 것이 무척 안타깝습니다.

예방과 개선을 위한
지름길

단식요법

지인 중 한 사람의 손자는 가공식품 위주의 식생활(통닭, 햄버거, 피자, 빵, 라면, 과자, 청량음료)로 온몸은 아토피성 피부염, 얼굴은 뾰루지 투성이입니다. 이러한 피부질환은 아무리 약을 먹거나 발라도 잘 치유되지 않습니다. 근본 원인은 식이섬유가 없는 식생활로 대변이 배출되지 않는 변비 때문인데, 변비는 대장에서만 발생하는 것이 아닙니다. 100조 개나 되는 각각의 세포도 노폐물이 제대로 배출되지 않으면 세포 변비가 발생합니다.

나이가 들면서 세포 속에 조금씩 쌓이는 노폐물을 제대로 배출하지 않으면 세포에는 각종 독소를 발생시키는 이물질이 가득찹니다. 대표적인 예로는 각종 음식과 화장품 속에 들어 있는 중금속(수은, 납, 카드뮴, 비소), 당화물질, 필요 이상의 지방, 설탕을 들 수 있습니다. 이러한 이물질은 주로 미식가(美食家)와 과음·과식을 즐기는 사람의 세포에 가장 많고, 그중에서도 당뇨병 환자는 세포 변비가 심합니다.

많은 학자는 세포의 노폐물을 배출하는 데 단식요법이 가장 좋다며 적극적으로 권하고 있고, 프랑스에서는 단식요법을 가리켜 '메스(수술용 칼)가 필요 없는 수술'이라고까지 표현하고 있습니다. 일정 기간 음식물을 섭취하지 않는 단식요법을 시행하면 몸속에 축적된 과잉의 영양소와 노폐물을 이용해 에너지를 생산합니다. 따라서 음식물 소화와 흡수에 쏟아야 할 에너지가 독소 배출에만 사용되므로 그동안 몸속에 쌓여 있던 노폐물과 독소가 대변·소변·땀으로 배출되는 것입니다.

단식요법이 유행인 독일에서는 10퍼센트 이상의 국민이 단식을 경험한 적이 있을 정도로 정부에서도 적극적으로 권장하고 있습니다. 독일과 스위스의 국경에 있는 보덴호(湖)에 있는 '부칭거-빌헬미 클리닉(Buchinger-Wilhelmi Clinic)'은 전 세계의 저명인사들이 찾아와 단식을 하는 곳으로 유명합니다. 이곳의 9박 10일간 이용료가 표준 2,500유로(약 356만 원) 정도인데도 매년 2,000명이 단식 치료를 받고 있습니다.

단식요법은 이미 오래전부터 행해지고 있었습니다. 1953년 모스크바 제1의과대학 '유리 니콜라예프' 교수가 정신질환자들에게 15일 동안 단식요법을 시행했는데, 상태가 대폭 개선돼 사회로 복귀한 사람도 있었습니다. 단식 효과를 인식한 연구팀은 25~40일 동안 하루 한끼를 줄이는 '하프 단식요법'이 가장 효과가 크다는 것을 알게 됐습니다. 1995년에는 정부에서 그 효과를 인정받아 현재 모스크바 제1의과대학은 러시아에서 단식요법의 중심지가 됐습니다.

이곳에서의 평균 단식 기간은 12일이지만, 중증인 경우는 3주 이상 실시하는 경우도 있습니다. 일반 병원에서 만족스러운 효과를 보지 못한 환자들이 이곳에서 단식요법을 시행하고 정신질환뿐 아니라 제2형 당뇨병, 류머티즘 관절염, 내분비계 질환 등이 개선된 사례가 1만 건이 넘는다고 합니다.

또한 미국인 의사 '조엘 휴먼'은 『Fasting and Eating Health』(1998년 출판)에서 단식요법을 체계적으로 소개하면서 "단식은 모든 질병의 치료로 받아들여야 한다"라고 말했습니다.

당뇨병 환자로 진단되지 않은 경계형이라면 일본의 '고다 미츠오'의 저서 『기적이 일어나는 반일 단식(奇跡が起こる半日断食)』(2001년 출판)에서 권장하는 것처럼 아침에 식사 대신 신선한 채소주스 단식요법을 시행해보는 것도 좋습니다. 이 책에는 채소주스 단식요법으로 당뇨병을 비롯해 고혈압, 고지혈증, 만성 피로증후군, 류머티즘 관절염을 비롯한 수많은 질병이 치유된 30명의 사진과 경험담이 실려 있습니다. 국내 서점에는 '고다 미츠오'의 『단식요법의 과학』(미래지식,

2009년 출판) 외에도 단식요법 관련 서적이 다수 있으므로 직접 살펴보고 선택하기 바랍니다.

당뇨병 경계형인 사람이 식생활을 개선하지 않으면 10~15년 후에는 반드시 당뇨병으로 진행됩니다. 당뇨병 환자로 진단되면 그때는 이미 췌장의 인슐린 분비 기능이 50~70퍼센트 정도 파괴된 상태이기 때문에 원래의 상태로 되돌아올 수 없습니다.

하지만 단식을 해서는 안 되는 사람도 있습니다. 일본에서 단식센터(9박 10일)를 운영하는 의사 '이시하라 유미'는 『단식이 건강을 위한 최고의 방법이다(斷食が健康のための最高の方法だ！)』(2014년 출판)에서 단식요법의 장점을 설명하면서, "단식을 해서는 안 되는 사람은 5년 이상 인슐린 주사요법을 하는 사람, 체중이 40킬로그램 미만의 남성, 기타 질환으로 몹시 쇠약한 사람"이라고 밝혔습니다.

당뇨병 환자가 단식요법을 하기 전에 반드시 해야 할 일은 인슐린이 제대로 분비되고 있는지를 확인하는 'C펩티드 검사(CPR 검사)'를 받아야 합니다. C펩티드 검사는 혈액이나 소변으로 C펩티드 분비량을 측정하는 것입니다.

C펩티드는 인슐린의 전구물체인 프로인슐린이 2개의 분자로 분리될 때 생성되는 물질(아미노산의 짧은 사슬)로, 분자 하나는 C펩티드, 다른 하나는 인슐린입니다. 췌장에서 인슐린이 분비될 때, C펩티드도 동일한 비율만큼 분비되므로 인슐린 생산의 지표로 활용합니다.

이 검사로 인슐린이 제대로 분비되고 있다는 것을 알고서도 인슐린 저항으로 고혈당 상태라면 인슐린 주사나 인슐린 분비를 촉진하는 약은 오히려 독(毒)이 됩니다. 이것은 세포에 노폐물이 가득 차 인슐린이 제대로 작용하지 않거나 포도당이 세포 속으로 흡수되지 않는 상황이므로 노폐물을 배출하기 위한 단식요법이 필요합니다.

단식요법이 좋다고 해서 전문 지식도 없이 특정 기간 혼자서 하는 것은 매우 위험합니다. 당뇨병 환자가 함부로 시행하면 뜻하지 않은 일이 발생할 수 있으므로 단식요법을 전문으로 하는 병원이나 단식원을 이용하는 것이 좋습니다.

단식요법을 권장하는 책에는 의사로부터 당뇨병이라는 진단을 받자마자 단식요법을 한 후 철저한 식생활 개선으로 약물을 복용하지 않고 건강한 일상생활을 하는 사람들의 수많은 경험담이 수록돼 있습니다. 망설이는 사람들의 공통점은 단식에 대한 두려움입니다. 하지만 의사의 지도를 받으며 시행한다면 반드시 건강한 몸으로 다시 태어날 수 있다고 생각합니다.

반신욕과 원적외선 요법

'반신욕(半身浴)' 또는 '원적외선 요법'이 당뇨병 환자와 예비군에게 좋은 이유는 약물을 전혀 사용하지 않기 때문에 위험성과 부작용이 없고 전문가의 도움 없이도 집에서 혼자 할 수 있기 때문입니다. 특히 나이가 많거나 약물치료를 싫어하는 사람에게 많은 도움이 되며, 그 이유는 다음과 같습니다.

❖ 기초 체온이 올라간다

건강한 사람의 기초 체온은 섭씨 36.5~37도이지만, 오늘날에는 몸을 차갑게 하는 산성 식품 섭취와 운동 부족으로 36도 이하의 사람이 의외로 많습니다. 특히, 노인과 당뇨병 환자는 기초 체온이 낮은 것이 특징인데, 그분들과 악수하면 손이 매우 차갑습니다. 우리의 몸은 체온이 평균 36.5도, 즉 신체 내부 온도가 37도일 때 가장 효율적으로 작동하도록 설계돼 있습니다. 겨울철에 실내의 온도가 적정 수준에 도달해야 움츠러들지 않고 무슨 일이든 적극적으로 하고 싶은 의욕이 생기듯이 인체도 설정된 온도 36.5~37도에 도달해야 모든 조직이 원활하게 작동하게 돼 있습니다. 인슐린을 생산하는 췌장 역시 37도가 돼야 인슐린을 제대로 분비할 수 있습니다. 그러므로 당뇨병 환자가 가장 먼저 해야 할 일은 기초 체온을 36.5도로 올리는 것인데, 아침에 일어나자마자 체온을 측정했을 때, 겨드랑이는 36.3도, 혀 밑은 36.5도가 돼야 합니다.

일본 아이치의과대학 '이토 요코' 교수는 『HSP가 질병을 반드시 치유한다(HSPが病気を必ず治す)』(2005년 출판)에서 기초 체온이 낮은 사람들이 반신욕이나 원적외선 요법을 꾸준히 시행하면 저체온증에서 벗어날 수 있다고 말하며 적극적으로 권하고 있습니다.

또한 『게르마늄 온욕으로 체지방이 분해돼 다이어트가 된다(ゲルマニウム温浴で「体脂肪」燃え!ダイエット)』(2005년 출판)에서도 기초 체온을 올리는 가장 효과적인 방법으로 게르마늄이 포함된 온천수나 광천수로 반신욕이나 족욕을 권장하고 있습니다. 하지만 저는 가능하면 '족욕'보다 '반신욕'을 추천합니다. 그 이유는 인체에서도 원적외선이 방사(放射)되고 있는데, 게르마늄이 포함된 물로 반신욕을 하는 동안은 체온이 38~39도로 쉽게 올라가 평소보다 많은 양의 원적외선이 방사돼 노폐물과 독소 물질이 더 많이 배출되기 때문입니다.

❖ 몸속의 독소 물질을 배출한다

수은을 비롯해 카드뮴, 니켈, 알루미늄, 납, 농약 성분인 비소 등 우리 몸속에 축적된 해로운 중금속은 대변, 소변, 땀, 호흡으로 배출합니다.

일본인 '구로카와 다네오미' 의학박사는 『경이의 효능, 원적외선 요법의 모든 것(驚異の効能,遠赤外線療法のすべて)』(1999년 출판)에서 고온의 건식 사우나와 저온의 원적외선 사우나의 차이점을 발표했습니다. 먼저 '고온의 건식 사우나'로 배출되는 노폐물에는 염화나트륨, 요소, 요산, 암모니아, 아미노산, 수분, 칼륨, 크레아티닌 등이 포함돼 있지만, '저온의 원적외선 사우나'로 배출되는 노폐물에는 앞서 언급한 것 외에 몸에 해로운 중금속인 납, 수은, 카드뮴, 니켈, 알루미늄, 농약 등이 포함돼 있습니다.

고온의 건식 사우나로 노폐물을 배출하는 데는 한계가 있지만, 저온의 원적외선 사우나로 흘린 땀에는 피로 물질인 젖산을 비롯해 몸에 매우 해로운 중금속까지 포함돼 있다는 것을 알 수 있습니다.

❖ 고혈압과 저혈압에 효과적이다

족욕·반신욕·원적외선 요법은 몸속부터 따뜻하게 해 모세혈관이 확장되고 혈액순환을 좋게 합니다. 따라서 고혈압이 개선되며 몸속에 음이온(마이너스이온)이 많이 증가합니다. 음이온은 피로회복과 스트레스를 완화시키는 역할을 해 불균형 상태의 자율신경계가 서서히 정상화되면서 고혈압과 저혈압이 개선되는 것입니다. 저혈압은 고혈압만큼 심각하지는 않지만, 아침에 잠자리에서 일어나기가 힘들며 현기증이 자주 발생하는 등의 문제가 있습니다. 저혈압의 원인은 다양하지만, 자율신경과 순환기 계통의 균형과도 관련돼 있어서 저혈압을 약으로 개선하는 것은 고혈압보다 어렵다고 합니다.

❖ 당뇨병을 비롯한 각종 질환이 개선된다

두 명의 의학박사(마에다 가로, 아즈마 요시히코)가 저술한 『속·원적외선과 의료혁명(續·遠赤外線と医療革命)』(2001년 출판)에서는 "원적외선은 상처나 염증의 치유를 촉진하는 역할을 한다. 이 때문에 모세혈관의 염증이 완화되면 각종 영양소 및 인슐린을 제대로 분비하고 공급하여, 당뇨병을 비롯한 아토피 피부염, 류머티즘 관절염, 파킨슨병, 폐암, 간암, 식도암이 개선된다"라고 밝히고 있습니다.

또한 『경이의 효능, 원적외선 요법의 모든 것(驚異の効能, 遠赤外線療法のすべて)』(1999년 출판)에는 11명의 의사가 원적외선 요법을 활용해 류머티즘 관절염을 비롯한 각종 질환을 앓고 있는 환자들의 상태를 개선한 사례가 수록돼 있습니다.

이 밖에도 안면마비, 급성염증, 만성염증, 궤양성대장염, 관절통증, 야뇨증(夜尿症), 불면증, 오십견, 허리통증, 어깨결림, 치조농루증(齒槽膿漏症), 자율신경실조증, 알레르기 피부염, 기관지천식, 꽃가루 알레르기, 신부전증(腎不全症), 이명(耳鳴, 귀에서 소리가 나는 증세)과 같은 질환이 개선된 사례가 수록돼 있습니다.

운동요법

의사로부터 "당신은 당뇨병입니다!"라는 진단을 받았을 때는 인슐린을 분비하는 췌장의 기능이 이미 50퍼센트 정도 망가져 있다는 보고가 있습니다. 그렇게 되면 담당 의사는 약물치료와 함께 식이요법, 운동요법 등을 권합니다.

제2형 당뇨병의 경우, 포도당 운송 수단인 '글루트4'가 제대로 활성화되지 않는 인슐린 저항이 많이 발생하지만, 대부분의 경우 몸을 많이 움직이는 일을 하거나 꾸준히 운동을 하면 이러한 일은 발생하지 않습니다. 많은 의사가 당뇨병 개선에는 운동이나 육체노동이 가장 좋다고 하면서 운동을 적극적으로 권하지만, '왜 운동이 당뇨병 개선에 좋은 치료제 역할을 하는지'는 아직 일반인들에게 공개되지 않았습니다. 운동이 당뇨병에 미치는 영향에 대한 정확한 정보가 제공되지 않기 때문에 '운동은 당뇨병에 좋다'는 생각만 하다가 어떤 계기로 싫증이 나거나 날씨가 추워지면 중단해버리고 맙니다.

하지만 제가 Nutrition Therapy Institute에서 배운 '글루트4(GLUT4)'의 역할을 공개하면 많은 분의 운동에 대한 개념이 달라지리라 생각합니다. '글루트4(GLUT4)'는 'Glucose Transporter 4'의 약칭으로, Glucose는 '포도당', Transporter는 '운반 장치, 운송 수단, 수송 차량, 차량을 수송하는 대형 트럭'이라는 뜻인데, 이 책에서는 이해하기 쉽게 '포도당 운송 수단'이라 표현하겠습니다.

운동이 끝나고 10시간 정도 지나면 '글루트4'의 개체수가 급증하기 시작하며, 이러한 효과는 48시간이나 지속됩니다. 따라서 운동을 매

‖ 운동 전후의 글루트4

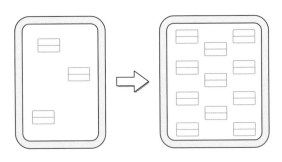

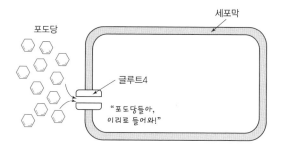

세포막

포도당

글루트4

"포도당들아,
이리로 들어와!"

일 하지 않고 하루걸러 1주일에 3일만 해도 그 효과가 지속됩니다.

운동을 하거나 몸을 많이 움직이는 육체노동을 하면 인슐린 운송 수단인 '글루트4'가 인슐린의 도움 없이도 세포막으로 이동해 포도당이 세포 속으로 들어오도록 문을 활짝 열어줍니다.

이처럼 몸을 많이 움직이면 췌장에서 인슐린이 분비되지 않아도 포도당이 골격근육의 세포 속으로 이동하기 때문에 인슐린 저항 개선에 이보다 더 좋은 방법은 없는 것입니다. 식사 때마다 인슐린을 끊임없이 분비해야 하는 췌장의 부담도 덜어줘 췌장에는 최고의 선물이 됩니다. 그리고 '비만 호르몬'이라는 별명을 가진 인슐린이 분비되지 않아도 되고 체지방의 증가도 억제할 수 있으므로 일석이조의 효과를 거둘 수 있습니다.

따라서 몸을 그다지 움직이지 않는 실내 근무보다는 가능하면 몸을 많이 움직이는 육체노동이 당뇨병 예방과 개선에 도움이 된다는 것을 알 수 있습니다.

'당뇨병에는 운동이 좋다'라고 생각해 헬스클럽의 러닝머신 위에서 열심히 뛰는 사람들을 볼 수 있습니다. 그러나 무엇이든 지나치면 역효과가 나기 마련입니다. 운동 역시 많은 땀을 흘릴 정도로 심하게 하면 안 되는 이유는 다음과 같습니다.

운동을 시작한 지 30분 정도 지나면 몸속의 체온은 38~39도까지 상승하기 때문에 땀이 나기 시작합니다. 이 상태에서 운동을 계속하면 비 오듯 땀을 흘리게 되는데, 땀 성분의 99퍼센트는 수분이고 나머지 1퍼센트에는 칼슘·마그네슘·칼륨·나트륨과 같은 미네랄이 포함돼 있습니다. 따라서 땀을 많이 흘릴수록 미네랄 배출량이 많아져 마이너스로 작용하기 때문에 때로는 손·발가락이 잠깐 굳어지거나 종아리가 가끔 당기는 증세가 나타나기도 합니다. 여름철에 심하게 땀을 흘리면서 일하는 사람들이 약국에서 '소금'을 구매해 섭취하는 것은 이러한 증상을 미리 예방하기 위한 것입니다.

또한 격렬한 운동을 하면 인체에 해로운 역할을 하는 활성산소의 발생이 증가해 당뇨병과 그 합병증이 악화되는 요인이 되기도 하므로 적당한 수준에서 멈추는 것이 좋습니다.

겨울철에 바깥출입이 어렵거나 외출이 자유롭지 못한 경우에는 집 안에서 간단히 할 수 있는 운동으로 '제자리걸음'을 추천합니다. 제자리에 서서 양팔을 앞뒤로 흔들면서 무릎이 90도 각도가 되도록 들어 올렸다 내렸다 하는 운동입니다. 자신의 체력에 맞춰 300~500

회 정도 해보면서 점차 늘려나가면 됩니다. 많은 공간을 차지하는 것도, 힘이 드는 것도 아니므로 체력에 자신이 없는 사람이라도 10분 정도는 무리하지 않고 전신 운동을 할 수 있으므로 짬이 나는 대로 하루에 3회 이상 시행하는 것이 좋습니다.

당뇨병 예방과 개선에 가장 좋은 방법은 몸을 많이 움직이는 일을 하거나 정기적으로 운동을 하는 것입니다. 운동은 이틀에 하루, 즉 적어도 1주일에 3일 정도는 반드시 할 것을 권합니다.

5

당뇨병 치료의 핵심,
인슐린

인슐린 분비를 촉진하는 아디포넥틴과 인크레틴

❖ 아디포넥틴

당뇨병 예방과 개선에는 체중 감소가 중요하다는 말을 자주 듣지만, 이유를 모르면 다이어트를 소홀히 하게 됩니다. 운동으로 체중을 감소하기 위해서는 다음과 같은 지식이 필요합니다.

건강한 사람의 지방세포에서 분비되는 호르몬인 '아디포넥틴'은 비대한 사람이 체중을 5퍼센트만 떨어뜨려도 분비되기 시작해 당뇨병 예방과 개선을 돕는 역할을 합니다.

또한 일본 도쿄대학교 '기타야먀 죠지' 교수 연구팀의 위암이 발생한 쥐에게 아디포넥틴을 투여했더니 악성 종양의 90퍼센트가 사라졌다는 보고에서도 알 수 있듯이 아디포넥틴은 각종 암을 예방하는 데 부작용이 전혀 없는 천연 항암제 역할을 합니다. 아디포넥틴은 만능 스포츠 선수처럼 다방면으로 능력을 발휘합니다. '슈퍼 영웅'이라고도 불리는 아디포넥틴의 역할을 간단하게 정리하면 다음과 같습니다.

- 지방을 잘 연소시켜 비만을 예방한다
- 혈관을 확장해 고혈압의 예방과 치유를 돕는다
- 악성 종양의 증식을 방해하며 암을 예방하는 역할을 한다
- 인슐린이 잘 분비되도록 촉진해 당뇨병의 예방과 개선을 돕는다
- 상처 난 혈관을 수리·복구해 동맥경화의 예방과 치유를 돕는다
- 장수 유전자 활성화 및 세포 속의 발전소인 '미토콘드리아'의 기능을 향상시켜 장수하도록 돕는다

이러한 아디포넥틴은 비만세포에서는 분비되지 않고 정상적인 지방세포에서만 분비되므로 체중을 줄이는 것이 우선순위입니다. 이 호르몬의 특징은 남성보다 여성이 약 1.5배나 분비율이 높다고 하므로 다이어트를 하고자 하는 여성들에게는 매우 반가운 소식입니다. 하지만 내장지방이 증가하면 아디포넥틴이 분비되지 않으므로 복부 비만이 되지 않도록 노력해야 합니다.

복부비만과 당뇨병은 떼려야 뗄 수 없는 관계입니다. 각 연구기관의 발표 내용을 종합해보면, 복부비만을 해결하지 않는 한 당뇨병 예방과 개선은 불가능하다는 것을 알 수 있습니다. 따라서 당뇨병으로 진행되지 않도록 식생활을 개선해야 합니다.

2011년 미국 신시내티대학교 연구팀이 발표한 내용에 따르면, BMI가 30 이상인 여성 81명을 '단순 탄수화물 제한 그룹'과 '지방 제한 그룹' 두 그룹으로 나눠 6개월 후에 '내장 지방량'과 '아디포넥틴 농도'를 측정한 결과, '단순 탄수화물 제한 그룹'에서는 체중과 내장 지방량이 현저하게 줄어든 반면, 아디포넥틴 수치는 대폭 올라가는 뚜렷한 변화가 나타났습니다.

한편 '지방 제한 그룹'의 혈중 아디포넥틴 수치는 0.86마이크로그램인데, '탄수화물 제한 그룹'의 수치는 1.92마이크로그램으로 2.3배나 높았습니다. 이 연구로 밝혀진 것은 '단순 탄수화물을 제한하는 것이 아디포넥틴 수치를 높이는 효과적인 방법'이라는 것입니다. 아디포넥틴 수치가 높아지면 당연히 인슐린 수용체의 기능이 향상되므로 비만과 당뇨병 예방 및 개선에 큰 역할을 하게 됩니다.

그다음으로는 항산화물질 '오스모틴(Osmotin)'이 많이 함유된 식물성 식품을 섭취하는 것입니다. 오스모틴이 많이 함유된 채소류는 감자·토마토·피망, 과일로는 사과·키위·포도가 있습니다. 오스모틴은 식물성 식품의 껍질에 많이 존재하므로 껍질째 섭취하면 아디포넥틴이 증가하는 뛰어난 효과와 더불어 뇌신경세포 퇴화를 억제해 치매를 예방하는 효과도 있습니다.

또한 칼슘과 마그네슘을 비롯한 미네랄이 풍부한 해조류 식품을 많이 섭취하는 사람은 아디포넥틴 수치가 높았습니다. '당뇨병 예방과 개선=미네랄'이라는 공식이 있듯이, 칼슘과 마그네슘을 비롯한 각종 미네랄이 인슐린의 기능을 향상시킵니다. 따라서 이러한 물질이 잘 분비되게 하는 데는 무엇보다 '현미+잡곡+콩 위주의 식사와 채소+해조류+등푸른생선 중심의 반찬'이 도움이 되므로 음식물 선택에 신경을 써야 합니다.

❖ 인크레틴

등산을 하거나 가파른 비탈길을 올라갈 때 앞에서 끌어당기거나 뒤에서 밀며 도와주는 사람이 있으면 훨씬 수월하게 올라갈 수 있습니다. 이처럼 도우미 역할을 하는 호르몬에는 '인크레틴(Incretin)'이 있습니다. 인크레틴이 많이 분비될수록 살이 찌지 않기 때문에 '슬림(slim, 날씬한) 호르몬'이라는 별명으로도 불리며, 여성이 남성보다 1.5배나 많이 분비됩니다.

우리가 탄수화물을 섭취하면 췌장에서 '인슐린'이 분비돼 혈당 수치를 낮추는데, 췌장이 더욱 왕성하게 인슐린을 분비하도록 촉진하는 호르몬이 '인크레틴'입니다. 인크레틴은 소장에서 분비되는 것으로, 혈당이 올라갈 때만 인슐린 분비를 촉진하고 혈당이 낮아지면 작용이 멈추기 때문에 저혈당이 생기지 않는다는 특징이 있습니다.

이를 구체적으로 설명하면 다음과 같습니다.

> 수용성 식이섬유를 많이 섭취한다 → 소장의 유산균이 식이섬유를 먹으면
> 인크레틴을 분비하는 세포가 증가한다 → 소장에서 인크레틴이 분비돼 췌장
> 에 인슐린을 분비하라는 신호를 보낸다 → 췌장에서 인슐린이 왕성하게 분
> 비된다

　인크레틴과 관련된 문헌을 검토해보면, 식이섬유가 많은 신선한 채소와 과일을 즐기는 사람의 소장에서 왕성하게 분비되며, 가끔 식이섬유를 섭취하는 사람에게서는 분비되지 않는다는 것을 알 수 있습니다. 따라서 소장에 살고 있는 유산균에게 '식이섬유'라는 먹이를 꾸준히 공급해야만 '인크레틴'[5]이 지속적으로 분비됩니다.

　여기서 명심해야 할 것은 사람의 입맛에 맞춰 음식을 먹을 것이 아니라 장 속에 살고 있는 유산균의 입맛에 맞춰 먹어야 한다는 것입니다. '사람의 목숨은 장(腸)이 90퍼센트 책임진다'라는 말이 있습니다. 장 속의 유산균이 가장 좋아하는 음식인 식이섬유, 즉 채소·과일·해조류를 꾸준히 섭취해야 합니다. 반찬도 가능하면 날것 위주로 조리해야 효소가 살아 있는, 즉 생명력이 있는 음식이 된다는 사실도 기억하길 바랍니다.

5　'인크레틴'을 많이 분비되게 하는 식품은 204쪽에서 확인할 수 있습니다.

고GI식품의 고혈당·인슐린 스파이크에 주의하라

당뇨병을 일으키는 최대 요인 중 하나는 'GI'가 높은 음식을 섭취하는 것입니다. 여기서 'GI'란, '글리세믹 인덱스(Glycemic Index)'의 줄임말로, 글리세믹(Glycemic)은 혈액 속의 포도당, 즉 '혈당(血糖)'이라는 뜻이고, 인덱스(Index)는 '지표(指標)' 또는 '지수(指數)'를 가리키는 말입니다.

GI는 식품 속에 포함된 당질(탄수화물)이 흡수되는 정도를 나타내며, 식후 2시간째의 혈중 포도당 농도를 측정한 것입니다. 오스트레일리아의 시드니대학교에서는 GI가 70 이상의 식품은 '고(高)GI식품', 56~69 사이의 식품은 '중(中)GI식품', 55 이하의 식품은 '저(低)GI식품'으로 분류합니다.

GI는 탄수화물이 포함된 음식을 섭취했을 때 얼마나 빨리 혈당 수치가 올라가는지를 수치로 매긴 것입니다. 이는 순수한 포도당을 100으로 해 탄수화물이 포함된 음식을 섭취했을 때를 나타내는 수치입니다. 'GI'는 당뇨병 환자들이 혈당 수치를 관리할 수 있도록 개발된 것으로, 혈당을 관리하는 데 많은 도움이 됩니다.

GI는 1990년대에 주목을 받기 시작했으며, 1998년에는 식량농업기구(FAO)와 세계보건기구, 2003년에는 세계보건기구가 "과체중, 비만, 제2형 당뇨병 발병을 저GI식품이 감소시킬 가능성이 있다"라고 발표했습니다. 이때부터 '저GI식품이 비만과 대사증후군의 예방과 개선에 도움이 된다'라는 인식이 확산되기 시작했습니다.

설탕이 많이 포함된 고GI식품을 먹으면 쉽게 피곤해짐을 느낄 수 있는데, 그 이유는 인슐린 스파이크 때문입니다. 달콤한 음식뿐 아니라 고GI식품을 끊임없이 섭취하면 혈당 수치는 급상승합니다.

▌ 고혈당·인슐린 스파이크가 발생하는 고GI식품의 혈당 수치

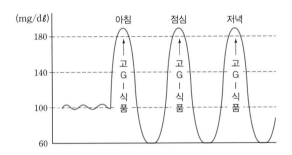

이 경우, 인체는 매우 민감하게 반응해 혈당 수치를 낮추기 위해 인슐린을 대량으로 순식간에 분비하는 인슐린 스파이크가 일어납니다. 폭포수처럼 한꺼번에 분비된 인슐린 때문에 혈액 속의 포도당은 세포 속으로 밀려들어가 사태가 수습 국면에 접어든 것처럼 보이지만, 또 다른 문제가 발생합니다.

인슐린 스파이크로 혈당 수치가 급격히 떨어지면 '저혈당 상태'가 되는데, 당뇨병 환자가 저혈당 상태에 이르면 갑자기 쓰러져 생명을 잃게 될 수도 있습니다. 신체는 지나치게 낮아진 혈당 수치를 다시 올리기 위해 글루카곤, 코르티솔, 아드레날린, 성장호르몬, 갑상선

호르몬 등을 분비해 혈당 수치를 높이려고 합니다. 이 경우, 혈압을 올리려고 하기 때문에 맥박이 빨리 뛰고, 두근거림, 식은땀, 가벼운 두통 등이 발생하기도 합니다.

뇌에서 주로 활용하는 에너지원은 포도당이므로 뇌에 포도당이 공급되지 않으면 심각한 사태가 발생하기 때문에 뇌에서는 즉시 '뭔가 먹어라!'는 신호를 보냅니다. 그렇게 되면 혈당 수치를 높이기 위해 '아드레날린'이라는 공격성 호르몬이 분비됩니다. 이러한 호르몬이 다량 분비되면 갑자기 폭력적인 사람으로 돌변해 완전히 다른 사람이 돼버립니다. 더욱이 '노르아드레날린'이라는 호르몬이 분비되면 불안감, 공포심, 강박관념, 자살 충동 등이 발생하는데, 이를 정리하면 다음과 같습니다.

- 아드레날린 분비 → 초조함 → 주의력이 산만해짐 → 분노를 느낌 → 폭력적이 됨
- 노르아드레날린 분비 → 불안감 → 공포심 → 침울해짐 → 강박 관념 → 자살 충동

이러한 사태가 발생하는 이유는 비타민과 미네랄이 거의 제거된 단순 탄수화물, 즉 흰밥·떡·밀가루음식·과자와 같은 당분이 많은 '고GI식품'만을 장기적으로 섭취했을 경우에 나타나는 '고혈당·인슐린 스파이크' 때문입니다. 이해하기 쉽게 설명하면 다음과 같습니다.

강력한 슈퍼태풍(다량의 인슐린 분비)으로 요동치는 바다에 높은 파도 (아드레날린, 노르아드레날린 분비)가 일면, 아무리 큰 선박(평소 온화한 사람) 이라도 순식간에 뒤집히는 사태(폭력적인 사람으로 돌변)가 발생하는 것과 같습니다.

하지만 비타민과 미네랄이 풍부한 '저GI식품'인 복합 탄수화물을 섭취하는 사람의 혈당 수치 변화는 잔잔한 파도와 같다고 할 수 있습니다. 잔잔한 파도의 바다는 정상적인 선박 운항이 가능하며, 안심하고 바다에 그물을 내려 고기잡이를 할 수 있습니다. 이와 마찬가지로 '고혈당·인슐린 스파이크'가 발생하지 않으면 누구나 평온한 마음으로 어떤 일에든 집중할 수 있으며, 정상적인 사회활동을 할 수 있습니다.

▌고혈당 스파이크가 발생하지 않는 저GI식품의 혈당 수치

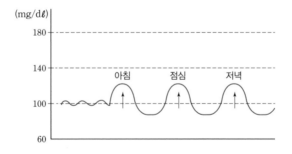

당뇨병뿐 아니라 모든 질병의 예방과 개선에는 무엇보다 음식물 선택이 가장 중요한 요소입니다.

❖ 고GI식품으로 인한 인슐린 저항 발생

인공적으로 가공하는 과정에서 비타민과 미네랄이 대부분 제거된 흰밥·떡·밀가루음식·설탕·과자와 같은 단순 탄수화물을 과다 섭취하면 혈당 수치를 낮추는 호르몬인 인슐린이 폭포수처럼 분비됩니다. 이러한 상태가 끊임없이 지속되면 우리 몸은 많은 양의 인슐린 분비를 당연한 것처럼 받아들입니다.

기온은 해가 뜰 무렵부터 오르기 시작해 한낮에 가장 높게 올랐다가 저녁때 다시 내려가는 것이 정상입니다. 그런데 온종일 온도가 변하지 않으면 우리 신체는 감각이 둔해져 어느 순간 이를 정상적인 상태로 받아들이는데, 이러한 상태를 '적응 반응 법칙'이라고 합니다. 신체 내에서 분비되는 호르몬인 인슐린도 식사 시간대에 따라 많이 분비되거나 적게 분비되기도 하지만, 잘못된 식생활로 온종일 분비되면 인슐린을 받아들이는 수용체(receptor)도 넘쳐나는 인슐린에 마비된 것처럼 감각이 둔해집니다.

그런데 어떤 호르몬이든 비정상적으로 지나치게 많이 분비되는 상태가 오랫동안 지속되면 세포는 호르몬을 받아들이는 수용체(출입문) 개체수를 줄여 호르몬이 과잉 유입되지 않도록 차단함으로써 신체를 보호하려고 합니다. 이러한 상태를 '저항'이라고 하는데, 사람에게서 왜 인슐린 저항이 발생하는 것일까요? 인슐린 저항이 발생하는 가장 큰 원인은 인슐린이 하루 종일 분비되는 식생활을 하고 있다는 것입니다. 직장인은 아침 7시에 아침을 먹고 10시쯤에 설탕이 포함된 음료수나 과자를 섭취, 12시에 점심, 오후 3시에 간식, 6~7시에 저녁 식사, 잠자기 전 야식을 먹기도 합니다. 그러면 온종일 밀려오는 파도처럼 인슐린이 6회나 분비되다가 밤에 잠자리에 들 때까지도 계속됩니다.

‖ 보통 직장인의 인슐린 분비

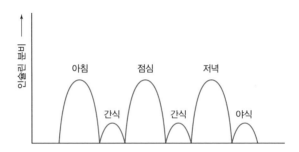

그러나 간식이나 야식을 즐기지 않고 비타민과 미네랄이 풍부한 복합 탄수화물의 식사를 3회만 하는 사람의 경우는 잔잔한 파도처럼, 인슐린 분비가 3회에 그치고 맙니다.

이러한 식생활을 하는 사람의 신체에서는 인슐린 저항이 발생하지 않지만, 인슐린 저항에는 규칙적인 식생활 외에도 어떤 식품을 섭취해야 하는지도 중요합니다.

❖ 고GI식품

고GI식품(High Glycemic Index Foods)은 건강한 사람이 탄수화물이 포

함된 음식을 섭취한 후 1시간 이내에 혈당 수치가 갑자기 올라가는 식품으로, 포도당을 100으로 했을 때의 상대 지수입니다. 당뇨병 환자와 예비군이 가장 멀리해야 할 GI 70 이상의 식품은 단순 탄수화물과 가공식품입니다. GI 지수는 기관(연구소나 실험실)에 따라 기준이 제각각이므로 참고용으로만 활용하기 바랍니다.

▌ GI 지수 110~70의 식품

GI 지수	식품명
110~99	설탕
108~106	사탕
99~97	흑설탕
95~90	팥빵
93~90	물엿
91~89	식빵, 초콜릿, 감자
89~85	떡
89~84	백미
88~86	꿀
86~84	도넛, 캐러멜
85~80	우동, 국수, 팝콘
83~80	흰엿, 롤빵
82~79	케이크, 딸기잼
80~75	도넛, 초콜릿, 찹쌀, 전병 과자, 와플, 당근(2개 반)
77~73	팥밥, 쿠키
75~70	치즈케이크, 마
74~69	무말랭이

GI 지수	식품명
73~70	라면, 메이플시럽, 후춧가루
71~69	마카로니, 짜장면
70~68	옥수수, 크래커, 쿠키, 배아미(胚芽米)

위 식품 중에서 감자(91), 당근(80), 마(75), 무말랭이(74), 후춧가루(73), 옥수수·배아미(70)와 같은 천연식품이라도 GI가 높으면 적게 섭취하고, 꿀(88)은 아예 섭취하지 말 것을 권하고 있습니다.

❖ 중GI식품

중GI식품(Middle Glycemic Index Foods)은 GI가 60~69인 식품으로, 가공식품일 경우 당뇨병 환자와 예비군은 음식을 선택적으로 섭취해야 합니다.

‖ GI 지수 69~60의 식품

GI 지수	식품명
69~67	카스테라
68~65	소면
65~60	말린 바나나, 파인애플, 현미 크래커, 서양호박
64~62	토란
63~61	복숭아 통조림
62~60	파인애플 통조림
60~59	밤, 수박

❖ 저GI식품

저GI식품(Low Glycemic Index Foods)은 GI가 59 이하인 식품으로, 모든 채소류와 견과류가 이에 속합니다. 당뇨병 환자와 예비군이 안심하고 섭취해도 되는 식품입니다.

▌GI 지수 59~45의 식품

GI 지수	식품명
59~55	메밀
58~55	5분도쌀, 호밀빵, 은행
56~52	현미
55~50	바나나, 고구마, 오트밀, 잡곡
53~50	발아현미
50~48	통밀빵
49~45	흑미
48~45	율무
46~43	현미죽
45~41	우엉

앞서 살펴본 것처럼 당뇨병 예방과 개선에는 혈당 수치가 빨리 올라가는 고GI식품을 멀리하고, 중GI식품이나 저GI식품을 섭취해야 합니다.

각종 식품을 이해하기 쉽게 종류별로 분류하면 다음과 같습니다. ×표는 당뇨병 환자와 예비군이 섭취해서는 안 되는 식품, △표는 소량 섭취가 가능한 식품, ◎표는 섭취해도 되는 식품입니다.

▍곡식 종류

GI 지수	식품	참고
89~84	백미	×
87~85	찹쌀	×
77~73	팥	×
70~68	옥수수, 배아미(胚芽米)	△
58~55	5분도쌀	◎
56~52	현미	◎
55~50	오트밀, 잡곡류	◎
53~50	발아현미	◎
49~45	흑미	◎
48~45	율무	◎
30~40	콩류	◎
22~20	보리	◎

곡류 중 현미의 GI 지수는 56이지만, 발아현미는 53으로 오히려 3이나 적은데, 발아현미가 현미보다 더욱 안전하다는 것을 알 수 있습니다.

참고로 발아현미는 생수에 현미를 24시간 이상 담가두면 싹이 트기 시작하면서 새로운 영양소가 추가로 생성되는데, 밥을 지으면 부드러운 식감 때문에 누구나 먹을 수 있는 아주 훌륭한 식품입니다.

국수 종류

GI 지수	식품	참고
85~80	우동. 국수	×
73~70	라면	×
71~69	짜장면	×
68~65	소면	△
59~55	메밀	◎
26~23	당면	◎

　국수 종류 중에서 GI 지수가 높은 식품은 모두 밀가루로 만든 제품이며, 밀가루가 아닌 메밀과 당면은 GI 지수가 상대적으로 낮아 안심하고 섭취해도 된다는 것을 알 수 있습니다.

빵 종류

GI 지수	식품	참고
95~90	팥빵	×
91~89	식빵	×
83~80	롤빵	×
80~75	와플	×
58~55	호밀빵	△
50~48	통밀빵	△

　빵 종류 중에서 GI 지수가 높은 식품은 모두 비타민과 미네랄이 대부분 제거된 밀가루로 만든 제품이며, 비타민과 미네랄이 풍부한 호밀빵과 통밀빵은 GI 지수가 낮다는 것을 알 수 있습니다. 하지만

밀가루 음식에는 건강에 다양한 문제를 일으키는 '글루텐'이 포함돼 있기 때문에 가능한 한 섭취하지 않는 것이 좋습니다.

II 과일 종류

GI 지수	식품	참고
67~63	복숭아 통조림	△
65~62	파인애플 통조림	△
64~61	무화과	△
63~60	수박, 밤	△
58~55	바나나	△
55~50	포도	△
39~37	사과	◎
37~35	감	◎
35~33	키위	◎
33~30	귤	◎
31~30	오렌지, 그레이프후르츠	◎
29~27	딸기	◎
25~23	파파야	◎

위의 표에서 가공식품에 속한 복숭아·파인애플 통조림을 제외한 과일은 샐러드와 함께 먹으면 혈당 수치가 빠르게 올라가지 않습니다. 또한 식이섬유, 비타민, 미네랄, 항산화물질이 많이 포함돼 있기 때문에 오히려 콜레스테롤과 중성지방 감소에 도움을 줍니다.

‖ 견과류

GI 지수	식품	참고
33~30	아몬드	◎
18~17	피스타치오	◎
18~17	호두	◎

비타민과 미네랄이 풍부한 천연식품인 견과류는 당뇨병 예방과 개선뿐 아니라 심장질환 예방에도 도움이 되는 양질의 지방이 많이 함유돼 있으므로 적극적으로 섭취하는 것이 좋습니다.

6

침팬지와 같은
식생활을 하라

지구상의 생물 중에서 인간만이 유일하게 5,000가지 이상의 질병
과 1만 5,000여 종류의 약으로 살아가고 있습니다. 하지만 인간과
신체 구조가 흡사한 침팬지는 단순 탄수화물과 가공식품 위주의 식
생활을 하지 않기 때문에 당뇨병 걱정 없이 건강하게 살고 있습니다.

영국에서 발행하는 세계적인 학술지 〈Nature〉(2002년 1월호)에는 '인
간과 침팬지의 유전자 배열의 차이점은 겨우 1.23퍼센트에 불과하
다'라는 내용이 수록돼 있습니다. 그리고 미국 MIT공과대학의 '도네
가와 스스무' 박사도 "인간과 침팬지의 차이점은 겨우 2퍼센트로, 몸
에 털이 많고 적음과 지능지수(IQ)의 높고 낮음뿐이다. 특히 해부학
적으로 보면 신체 구조와 소화기관은 별다른 차이점을 발견할 수 없

으며 신체 기관의 대사기능(代謝機能) 역시 어떤 차이점도 발견할 수 없었다"라고 말했습니다.

‖ 당뇨병 걱정 없이 생활하는 침팬지

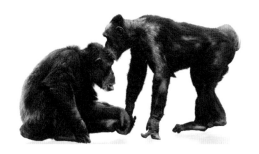

이처럼 신체 구조가 인간과 흡사한 침팬지의 식생활을 조사해보면 견과류와 과일류가 50퍼센트, 채소류나 나뭇잎이 40퍼센트, 나무껍질이 5퍼센트, 꿀이나 흰개미 등이 5퍼센트를 차지합니다. 특히 그들이 좋아하는 과일과 씨앗 중에서 탄수화물이 가장 많이 포함된 바나나는 겨우 23~25퍼센트, 아몬드는 20퍼센트에 불과합니다. 그런데도 화가 나면 자신의 몸집보다 더 큰 바윗돌을 집어 던지는 모습을 종종 볼 수 있습니다.

그들은 인간처럼 '탄수화물 ○○그램(g), 지방 ○○그램(g), 단백질 ○○그램(g)'이라는 칼로리 계산 위주의 식생활을 하지 않고 날것의 신선한 식품 위주로 생활하기 때문에 당뇨병뿐 아니라 비만, 암, 심혈관질환, 치매, 고혈압, 고지혈증, 희귀질환 따위는 일절 없습니다.

따라서 우리 인간도 침팬지처럼 단순 탄수화물과 가공식품 위주의 식생활에서 벗어나 복합 탄수화물 30퍼센트 이하의 식생활을 해야 합니다.

일본 다카오병원 이사장인 '에베 고지'가 저술한『밥을 먹지 않으면 당뇨병은 개선된다(主食を抜けば糖尿病は良くなる！)』(2014년 출판)에는 탄수화물을 30퍼센트 이하로 줄였더니 당뇨병으로 고생하던 사람들의 혈당 수치가 정상화됐다는 수많은 임상 데이터와 체험담이 수록돼 있습니다. 그리고 당뇨병 예방과 개선을 위해 꾸준히 현미밥을 반 공기 이하로 줄였더니 한 끼에 섭취하는 당질(糖質, 탄수화물)이 27그램 정도로 낮아져 혈당 수치가 정상이 됐다는 내용도 수록돼 있습니다.

따라서 현재의 식생활에서 가장 많은 비중을 차지하는 밥을 '발아현미(20) + 잡곡(10) + 고구마(20) + 콩(50)' 또는 '발아현미(20) + 잡곡(10) + 보리(20) + 콩(50)' 위주로 바꿀 것을 적극 추천합니다.

다량의 식이섬유 섭취가 최선의 방법

『차이나 스터디(The China Study)』(2004년판)에는 '식습관과 당뇨병에 관한 연구'로 유명한 미국인 의사 '제임스 앤더슨' 박사가 인슐린 주사를 맞고 있는 제1형 당뇨병과 제2형 당뇨병 환자가 식생활을 바꾼 덕분에 현저하게 좋아진 사례가 수록돼 있습니다.

미국당뇨병협회가 권장하는 고지방과 고단백질 식사를 6일 동안 했는데도 별다른 변화가 없었지만 식물성 식품 위주로 식단을 전환하자, 제1형 당뇨병과 제2형 당뇨병 환자 모두에게 현저한 변화가 나타나기 시작했습니다. 제1형과 제2형 환자를 8명씩 선발해 식습관을 바꾸게 한 결과, 특히 제2형 당뇨병 환자 8명은 42일 만에 인슐린 주사를 중단했습니다.

그중 21년 차 당뇨병 환자인 한 남성은 인슐린을 하루 35단위까지 사용했는데 3주일 동안 식이요법을 실천한 결과, 하루 사용량이 8단위까지 줄어들었고, 퇴원 2개월 후에는 인슐린 주사를 중단했습니다.

비만인이 아닌 제1형 당뇨병 환자 14명을 상대로 한 콜레스테롤 수치 실험 결과도 발표됐는데, 미국당뇨병협회가 권장하는 식사 6일 동안에는 콜레스테롤 수치가 오르락내리락했습니다. 하지만 식물성 식품 위주로 식단을 전환하자 1주일째부터 현저한 변화가 나타나기 시작해 18일째에는 평균 수치 $206mg/d\ell$에서 $141mg/d\ell$로, 14명 전원이 32퍼센트나 감소하는 놀라운 결과가 나타났습니다.

❖ 당뇨병 예방과 개선 1순위, 식이섬유

'식이섬유'는 글자 그대로 섬유질이므로 소화가 잘되지 않고 신체의 에너지로도 활용할 수 없다는 이유로 1960년대까지만 해도 '채소는 섬유질이 많아 변비를 없애는 데 좋은 것' 정도로만 인식됐습니다. 하지만 오늘날에는 영양학의 발달로 그 역할이 대단히 중요하다는 것이 알려져 일부 국가에서는 탄수화물, 지방, 단백질, 비타민, 미네랄에 이어 여섯 번째의 중요한 영양소로 취급하고 있습니다. 아무리 많이 섭취해도 영양 과잉이 되지 않는 식이섬유야말로 당뇨병 예방과 개선에 중요한 역할을 한다는 점을 인식해야 합니다.

식이섬유는 물에 잘 녹는 '수용성(水溶性) 식이섬유'와 물에 잘 녹지 않는 '불용성(不溶性) 식이섬유' 두 가지 종류가 있으며, 그 역할을 간단하게 정리하면 다음과 같습니다.

■ 수용성 식이섬유의 역할

채소류에는 '이눌린', 과일에는 '펙틴', 해조류에는 '알긴산'이라는 식이섬유가 포함돼 있으며, 이들의 주요 역할은 다음과 같습니다.

- 필요 이상의 나트륨을 흡착·배출해 혈압 상승과 동맥경화를 예방한다.
- 소장과 대장에서 발효되며, 대장의 필요한 에너지의 70퍼센트를 공급한다.
- 지방을 소화해주는 역할이 끝난 담즙산을 흡착·배출해 대장암을 예방한다.
- 혈중 콜레스테롤 수치를 조절해 고지혈증, 고혈압, 담석, 심장질환, 뇌혈관질환을 예방한다.
- 소장과 대장에서 유산균과 비피두스균의 먹이가 돼, 인체가 생산하는 효소보다 150배나 많은 양의 효소를 생산한다.
- 대장에 사는 비피두스균이 식이섬유를 활용해 비타민 B군(B_1, B_2, B_3, B_5, B_6, B_7, B_9, B_{12})과 K를 합성한다.
- 포도당(葡萄糖)·과당(果糖)·유당(乳糖)과 같은 당(糖)을 흡착해 소장에서 서서히 흡수되도록 함으로써 혈당 수치의 급격한 상승을 억제하기 때문에 당뇨병 예방에 도움이 된다.

■ 불용성 식이섬유의 역할

불용성 식이섬유가 가장 많이 포함된 식품은 말린 표고버섯과 콩류입니다. 말린 표고버섯에는 38퍼센트, 콩에는 17~20퍼센트가 포함되어 있는데, 당뇨병 예방과 개선을 위해 반드시 섭취할 것을 권합니다.

- 오랫동안 씹어야 해서 턱이 튼튼해지고 충치 예방에 도움이 된다.
- 소장과 대장에서 유산균과 비피두스균의 먹이가 돼 발효되므로 아랫배가 따뜻해진다.
- 지방을 소화해주는 역할이 끝난 담즙산을 흡착 · 배출해 콜레스테롤 수치를 낮추고 고지혈증을 예방한다.
- 위장과 소장에서 소화되지 않고 대장까지 직행해 대변의 양을 늘려 빨리 통과시켜 변비가 예방된다.
- 변비가 생기지 않아 대장암을 비롯해 용종, 게실(憩室), 충수염(맹장염), 치질, 하지정맥류 등이 예방된다.

7

단순 탄수화물과
당화물질을 멀리 하라

단순 탄수화물

　미국을 비롯한 여러 나라의 당뇨병협회는 환자들에게 3대 영양
소의 배분을 탄수화물 50~60퍼센트, 지방 20~25퍼센트, 단백질
15~20퍼센트의 비율로 권장하고 있습니다. 이를 철저하게 준수할
수 있도록 '당뇨병 식이요법을 위한 식품교환표(Food Exchange List)'까
지 책자로 작성해, 당뇨병 환자를 위한 식단 준비에 많은 도움을 주
고 있습니다. 하지만 식품교환표의 식생활을 실천하면서 혈당을 관
리한 결과, 당뇨약이나 인슐린 주사를 중단했다는 사례는 드물고,
오히려 당뇨병 환자가 증가하기만 한다는 보고도 있습니다.

3대 영양소(탄수화물, 지방, 단백질) 중에서 혈당 수치를 높이는 식품은 오로지 탄수화물뿐입니다. 탄수화물(당질) 1그램은 건강한 사람의 혈당 수치를 0.8~1.0mg/dℓ 높이지만, 제2형 당뇨병 환자의 경우는 3mg/dℓ 높입니다. 따라서 당뇨병 환자는 건강한 사람보다 탄수화물 섭취량을 3분의 1로 줄여야 합니다. 그러지 않으면 고혈당 상태가 유지되므로 당뇨병이 좀처럼 개선되지 않습니다.

탄수화물에는 비타민과 미네랄이 자연 그대로 포함된 천연식품의 '복합(複合) 탄수화물'과 인공적으로 가공하는 과정에서 비타민과 미네랄이 대부분 제거된 '단순(單純) 탄수화물'의 두 가지 종류가 있습니다. 대표적인 단순 탄수화물로는 포도당, 과당, 설탕, 백미, 밀가루가 있습니다.

단순 탄수화물을 과다 섭취하면 혈당 수치가 화산이 폭발하는 것처럼 갑자기 올라가기 때문에 혈당 수치를 낮추는 역할의 호르몬인 인슐린이 폭포수처럼 분비돼 혈당 수치를 낮춥니다. 이러한 상태가 10~15년 동안 지속되면, 당뇨병을 비롯해 각종 질병이 발생합니다. 따라서 당뇨병을 예방하거나 개선하려면 복합 탄수화물을 섭취하고 단순 탄수화물을 멀리해야 합니다.

화력발전소가 전력을 생산하는 데는 연료인 석탄만 필요한 것이 아니라 석탄을 운반하는 컨베이어벨트가 있어야 하고, 컨베이어벨트를 가동·유지하기 위한 다양한 부속, 모터, 에너지가 있어야 하며, 마지막으로 석탄을 태울 산소가 필요합니다. 이와 마찬가지로 우리가 입으로 섭취한 탄수화물이 몸속에서 에너지로 전환되는 과정에는 섭취한 음식물의 소화·흡수·대사에 필요한 만큼의 비타민과 미네랄이 필요합니다. 하지만 단순 탄수화물에는 이러한 영양소가 부족하기 때문에 필요한 영양소를 어딘가에서 끌어와 보충해야 하므로 '단순 탄수화물＝비타민과 미네랄의 도둑'이라는 공식이 성립되는 것입니다.

그렇지만 어떤 사람들은 '탄수화물은 나쁜 것, 채소는 농약으로 키운 것'으로만 인식해 무조건 멀리하고 동물성 단백질만 섭취하기도 합니다. 이러한 식이요법은 혈당 관리에는 즉시 효과가 나타나지만 장기적으로 볼 때는 신체적·영양학적으로 매우 위험한 방법입니다.

특히 식이섬유가 풍부한 채소와 해조류를 멀리하고 고기만 섭취하면 혈액이 산성으로 기울고, 혈관에 콜레스테롤이 들러붙어 동맥경화가 발생하는 등 또 다른 문제가 발생하기 시작합니다. 또한 식이섬유 부족으로 변비가 생겨 당뇨병 예방과 개선은 커녕 더욱 악화되기만 합니다.

당화물질

노화를 촉진하는 '당화(糖化)'란 무엇일까요? 몸속에서 지나치게 많은 포도당이 단백질에 들러붙으면 '종말당화산물(終末糖化産物,

Advanced Glycation End Products(AGEs))'이라는 물질이 생성되는데, 이를 '당화물질'이라고 합니다. 이것이 혈관에 쌓이면 동맥경화, 뼈에 쌓이면 골다공증, 뇌에 쌓이면 치매, 혈액에 지나치게 많으면 혈액순환 장애를 일으켜 당뇨병을 촉진하는 역할을 합니다. 또한 몸속에서 분해되지 않고 피부 콜라겐의 탄력성을 떨어뜨려 피부가 처지게 하는 역할도 합니다. 당뇨병 환자와 예비군은 당화물질을 알고 있어야 예방과 개선에 활용할 수 있습니다.

어떤 음식이든 120도 이상의 고온으로 조리하면 암을 유발하는 물질인 종말당화산물, 즉 당화물질이 생성됩니다. 고기나 생선을 굽거나 빵을 고온으로 구우면 누룽지처럼 갈색으로 변하는데, 바로 이것이 '종말당화산물'입니다.

고온으로 당화된 음식을 계속 섭취하면 당뇨병을 비롯해 암, 혈관노화, 뇌혈관질환, 심장질환, 골다공증, 치매, 파킨슨병, 정신질환, 신경질환, 백내장, 신장질환 등 온갖 질병으로 이어집니다. 왜 당화된 식품을 계속 섭취하면 이러한 질병에 걸리는 것일까요?

당화에는 '외인성 당화(外因性糖化)'와 '내인성 당화(內因性糖化)' 두 가지 종류가 있습니다. '외인성 당화'는 처음부터 당화된 식품인 고GI식품과 음식을 조리하는 과정 중 굽거나 튀기거나 볶는 과정에서 발생하는 것을 가리킵니다. 그런데 다행스럽게도 수증기로 찌거나, 물에 데치거나, 졸이는 과정에서는 발생하지 않습니다. 따라서 당뇨병 예방과 개선을 위해서는 고GI식품과 고온으로 조리하는 볶음요리, 튀김요리, 구이요리를 멀리해야 합니다.

'내인성 당화'는 식사 때마다 고GI식품과 당화물질이 많이 생성된 음식을 과다 섭취하면 고혈당 → 다량의 인슐린 분비 → 저혈당 → 고혈당 → 다량의 인슐린 분비 → 저혈당 상태가 반복되면서 혈액 속의 포도당도 적혈구에 들러붙습니다. 그 결과 당화혈색소(HbA1C)가 다량으로 발생해 혈액 속의 당화물질이 적혈구끼리 뭉치게 하고, 모세혈관을 쉽게 통과하지 못하게 만들어버립니다.

적혈구는 원래 바둑알처럼 따로따로 떨어져 있어야 모세혈관을 쉽게 통과하는데 적혈구가 엽전 꾸러미처럼 뭉치면 모세혈관을 쉽게 통과하지 못해 각종 세포가 영양소를 공급받지 못합니다. 이로써 신체는 영양 부족에 시달려 항상 기운이 없고 체온이 낮아 손발이 차가워집니다. 이렇게 되면 저체온증을 좋아하는 암세포가 급증해도 이를 저지할 방법이 없습니다.

위와 같이 나쁜 역할을 하는 당화물질을 음식물과 함께 섭취하면 대부분은 소화 과정에서 분해돼 대변과 함께 배출되지만, 10퍼센트 정도는 흡수되고, 이 흡수된 것 중에서 0.7퍼센트 정도가 세포 속에 쌓입니다. 언뜻 생각하기에 0.7퍼센트는 매우 적은 양이지만, 1년에 1,000번 정도 식사하는 것으로 가정하면 '티끌 모아 태산'이라는 속담처럼 결국은 상당한 양에 이르게 됩니다. 더욱이 한 번 세포에 들어간 당화물질은 단식요법 외에는 그것을 배출할 수단이 거의 없어 평소에 섭취하지 않도록 조심해야 합니다.

❖ 내부에서 생성되는 당화물질

당화물질이 몸속에서 생성되는 과정은 두 가지로 나눌 수 있습니다. 먼저 몸속에서 만들어지는 당화물질은 '혈당 수치×지속 시간'으로 생성되며, 고혈당일수록 포도당이 단백질에 많이 들러붙어 당화물질이 발생합니다. 초기 단계에서는 적혈구의 헤모글로빈이 당화해도 포도당의 농도가 내려가면 원래의 정상적인 상태로 되돌아가지만, 고혈당이 지속되면 강력한 본드처럼 들러붙어 원래의 상태로 되돌아가지 않습니다. 과잉의 포도당에 노출되는 기간이 5~10년 이상 길어질수록 당화물질은 세포 속에 계속해서 쌓이는 것입니다.

❖ 외부에서 들어오는 당화물질

탄수화물 덩어리인 밀가루(당)와 달걀 및 우유를 혼합해 불에 익히면 빵이 되고, 빵 표면의 갈색 부분에 당화물질이 발생합니다. 젊은 시절에는 가공식품에 포함된 당화물질이 소화 단계에서 분해돼 배출되지만, 나이가 들면서 일부는 분해되지 않고 흡수돼 계속 세포에 쌓입니다. 세포에 노폐물이 가득차면 아무리 좋은 영양소라도 들어갈 수 없고, 세포는 결국 영양 부족으로 굶주린 끝에 노화돼 질병에 걸리기 쉽습니다.

❖ 세포 속의 당화물질

1회의 식사로 흡수돼 세포 속에 쌓이는 당화물질의 양은 매우 적지만, 수년 동안 지속해서 쌓이면 결코 적은 양이 아닙니다. 세포 속에 쌓인 당화물질은 단식요법이 아니면 배출되지 않고 계속 쌓이기만 합니다. 결국 세포 속의 발전소 역할을 하는 미토콘드리아에까지 쌓이면 미토콘드리아가 제대로 작동할 수 없어 에너지를 생산할 수 없게 됩니다.

각각의 세포 속에는 수백~수천 개의 미토콘드리아가 존재하는데, 이들이 당화물질 때문에 제기능을 발휘하지 못한다는 것은 신체에 필요한 에너지가 생산되지 않는다는 것을 의미합니다.

세포 속에서 가장 중요한 장소는 '세포핵'입니다. 세포핵 속에는 유전자 정보가 수록된 DNA가 보관돼 있는데, 세포 속으로 들어간 당화물질이 세포핵에도 손상을 입힐 때 발생하는 것이 '암'입니다.

이처럼 당화물질은 세포핵까지 파괴해 암이 발생하게 하는 무서운 물질이므로 당화물질 생성에 큰 영향을 미치는 음식 선택의 중요성을 인식한 올바른 식생활 습관이 필요합니다.

❖ 혈액순환을 방해하는 당화물질

혈액으로 흡수된 당화물질은 적혈구 주변에 모여들어 적혈구와 적혈구가 들러붙도록 하는 본드 역할을 하며, 구멍 뚫린 엽전을 꿰어놓은 것처럼 적혈구를 뭉치게 합니다. 엽전 꾸러미처럼 뭉친 적혈구들은 모세혈관을 통과하지 못할 뿐 아니라 각종 세포에 영양소를 공급할 수 없게 됩니다. 더욱이 고혈당 때문에 상처 나고 막힌 모세혈관도 영양소를 공급받지 못해 더욱더 빠른 속도로 노화가 진행되면서 당뇨병성 합병증이 발생하는 것입니다.

Ⅱ 적혈구를 뭉치게 하는 당화물질

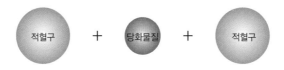

당화물질이 배출되지 않고 계속 흡수되면, 당뇨병 환자를 괴롭히는 인슐린 저항도 발생합니다. 그러면 몸속으로 흡수된 당화물질은 언제 배출될까요?

바다에 둥둥 떠다니는 쓰레기는 밀물과 함께 밀려왔다가 썰물과 함께 빠져나갑니다. 이처럼 외부로부터 들어온 당화물질도 썰물 역할을 하는 반신욕과 단식요법으로만 다른 노폐물과 함께 배출됩니다. 따라서 당뇨병 환자나 예비군이 당화물질을 배출하기 위해서는 반신욕이나 단식요법을 하는 것이 가장 좋습니다.[6]

❖ 식품에 포함된 당화물질

미국 뉴욕 시나이의과대학 연구팀이 2010년 549개 식품의 종말당화물질 함유량을 발표했습니다. 식품별 당화물질 함유량을 살펴보면

6　당뇨병 환자가 '당화물질(AGEs)'을 줄이면 당뇨병이 개선된다는 내용은 인터넷 구글 검색창에 'Am J Pathol.173:327-336,2008'를 입력하면 확인할 수 있습니다.

동물성 고기가 가장 높고, 그다음은 식용유, 치즈, 생선, 곡식, 달걀, 콩류, 견과류, 감자류, 채소, 과일 순입니다. 먼저 주식인 흰쌀밥과 빵에 포함된 당화물질부터 살펴보겠습니다.

‖ 주식에 포함된 당화물질 함유량

구분	식품명	당화물질 함유량(킬로유닛)
주식 (100그램)	흰쌀밥	91
	식빵	2,256
	토스트	5,500

위 도표에서 확인할 수 있는 바와 같이 식빵에 포함된 당화물질은 2,256킬로유닛(kU)인데, 불에 구운 토스트는 당화물질 함유량이 식빵보다 2.2배 이상이나 됩니다. 불에 구운 토스트는 흰쌀밥보다 60배나 되는 엄청난 양의 당화물질이 포함돼 있음을 알 수 있습니다. 이처럼 당화물질은 음식을 조리하는 온도가 높을수록 많이 발생하는 특징이 있습니다.

많은 직장인이 출근 전에 간단하게 토스트, 달걀프라이, 베이컨으로 아침 식사를 대신하는데, 이것들은 당화물질을 가장 많이 흡수하는 최악의 식단입니다. 많은 양의 당화물질이 몸속으로 흡수될수록 뇌세포 파괴가 빨라져 알츠하이머 치매 발병률을 높이기 때문에 가능하면 굽거나 볶지 않은 음식을 섭취해야 합니다.

‖ 고기와 기름에 포함된 당화물질 함유량

	식품	당화물질 함유량(킬로유닛)
소고기 (90그램)	생고기	707
	물로 조리한 것	2,657
	전자레인지로 조리한 것(6분)	2,687
	로스구이	6,071
	오븐구이(4분)	7,416
	프라이팬에 볶은 것	10,058
돼지고기 (90그램)	훈제 햄	2,349
	바비큐(식초를 바른 것)	3,334
	프라이팬에 볶은 것(7분)	4,752
	햄버거	5,418
	전자레인지로 조리한 것(3분)	9,023
	베이컨(13그램/5분)	91,577
닭가슴살 (90그램)	수증기로 찐 것	769
	물에 졸인 것	957~1,210
	전자레인지로 조리한 것(5분)	1,524
	프라이팬에 볶은 것(13분)	4,938
	빵가루를 묻혀 기름에 튀긴 것(20분)	9,722
	빵가루를 묻혀 오븐에 구운 것(25분)	9,961
	직불구이 바비큐	18,520
지방 (5그램)	옥수수기름	2,400
	마요네즈	9,400
	마가린	17,520
	참기름	21,680
	버터	26,480

앞 도표처럼 날것의 소고기 90그램(g)은 707킬로유닛(kU)이지만, 스테이크로 만들었을 경우에는 10,058킬로유닛으로 14배 이상 증가합니다. 닭가슴살 90그램을 수분과 함께 조리하면 957이지만, 불에 구우면 약 5배인 4,938킬로유닛, 기름에 튀기면 10배 이상인 9,722킬로유닛, 바비큐로 하면 20배 이상인 18,520킬로유닛으로 증가합니다. 이처럼 기름에 튀기거나 볶는 음식은 기름의 온도가 180~200도, 오븐 온도는 200~240도 이상이기 때문에 당화물질이 대량으로 발생합니다. 따라서 튀김요리와 볶음요리를 지속해서 먹으면 당화물질이 몸속에 엄청나게 쌓입니다.

동물성 단백질 식품이라도 날것, 물로 조리한 것, 불로 굽거나 볶은 것에 함유된 당화물질을 비교하면 엄청난 차이가 있습니다. 날것의 연어는 528킬로유닛이지만, 불로 조리하면 약 6배 증가해 3,083킬로유닛입니다. 반숙 달걀은 당화물질이 90킬로유닛에 불과하지만 고온으로 프라이한 경우에는 2,749킬로유닛으로 30배 이상 증가했습니다. 식물성 식품인 두부의 경우 488킬로유닛이지만 고온으로 프라이한 경우는 4,107킬로유닛으로 8.5배 정도 증가했습니다. 그리고 과자는 대개 120도 이상의 고온으로 생산하므로 당화물질이 1,000~2,000단위를 초과했습니다.

이처럼 동일한 식품이라도 고온으로 조리한 경우에는 당화물질이 대폭 증가한다는 것을 알 수 있습니다.

∥ 날것과 조리한 것의 당화물질 함유량

식품		당화물질 함유량(킬로유닛)
소시지 (90그램)	날것	1,861
	볶은 것	5,426
연어 (90그램)	날것	528
	빵가루를 묻혀 구움	1,498
	올리브기름에 볶음	3,083
새우 (90그램)	날것	1,003
	바비큐(식초를 바른 것)	2,089
	빵가루를 묻혀 기름에 튀긴 것	4,328
	전자레인지로 조리한 것	4,399
달걀	반숙 달걀	90
	달걀찜	173
	달걀 프라이	2,749
두부 (90그램)	날것	488
	물에 끓인 것	628
	프라이팬에 구운 것	4,107
과자 (30그램)	도넛	1,407
	비스킷	1,470
	쿠키	1,683
	과자빵	2,263

위의 도표를 통해 기름에 볶거나 튀긴 것, 고온의 프라이팬·오븐·전자레인지로 조리한 것은 날것의 수십 배나 많은 당화물질이 포함된다는 것을 알 수 있습니다.

▌ 식물성 식품의 당화물질 함유량

식품		당화물질 함유량(킬로유닛)
과일 (100그램)	천연사과주스(100퍼센트)	2
	천연오렌지주스(100퍼센트)	6
	바나나	9
	사과	13
	포도	16
	멜론	20
	사과(불에 구운 것)	45
	건포도	120
채소 (100그램)	양배추	8
	당근	10
	피망	14
	감자	17
	순무	22
	토마토	23
	감자튀김	1,577
	오이	31
	양파	36
	셀러리	43

위 도표에서 천연식품인 과일과 채소에는 당화물질이 매우 적게 포함돼 있어 안심하고 섭취해도 된다는 것을 알 수 있습니다. 채소류 중 양배추는 8, 토마토는 23, 오이는 31, 양파는 36이고, 과일류의 사과는 13, 불에 구운 사과는 45로 채소와 과일에는 당화물질이 거의

없는 것이나 마찬가지입니다. 하지만 생감자가 17인데 비해, 기름에 튀긴 감자튀김은 92배나 많은 1,577이기 때문에 주의해야 합니다.

위와 같은 자료를 검토해보면 당뇨병 환자를 위한 가장 좋은 식단은 채소와 과일이며, 가능하면 모든 식품을 불에 익히지 않고 날것으로 섭취하는 것이 좋다는 결론에 이르게 됩니다.

❖ 당뇨병과 치매를 악화시키는 당화물질

프랑스 프아티에대학교와 미국 선라이트건강연구소 연구팀은 당화물질이 많이 포함된 음식이 당뇨병, 혈관질환, 암, 치매 등의 만성질환의 발병률을 높인다는 것을 밝혀냈습니다. 또한 앞서 51쪽에서 "뇌 속의 '마이크로글리아'라는 물질은 당화물질에 자극을 받으면 혈액 속의 아밀로이드 베타를 불러와 뇌에 염증을 일으키라는 신호를 보내 알츠하이머 치매로 진행되게 한다"고 언급한 적이 있습니다.

미국에서 뉴욕시민(성인)을 대상으로 한 조사에서는 당화물질 하루 평균 섭취량이 14,700±680(킬로유닛)으로 조사됐습니다. 질병 예방을 위한 기준 수치는 아직 설정되지 않았지만, 이러한 데이터를 근거로 평균 섭취량을 10,000킬로유닛으로 설정하면 닭가슴살 바비큐(18,520킬로유닛)는 1.8배, 돼지고기 베이컨(91,577킬로유닛)은 9배 이상으로 평균 섭취량을 훨씬 많이 초과합니다.

미국 마운트 시나이의과대학 연구팀은 동물 실험으로 당화물질이 다량으로 포함된 식품을 많이 섭취할수록 알츠하이머 치매와 당뇨병을 일으킨다는 사실도 밝혀냈습니다. 쥐들을 A그룹과 B그룹으로 나눠 실험했는데, 실험 결과 당화물질이 많이 포함된 식품을 섭취한 A그룹의 쥐들은 신체 활동이 줄어들고 사고력과 판단력도 저하돼 인지 기능이 떨어졌습니다. 특히 알츠하이머 치매 환자의 뇌에 많이 존재하는 '아밀로이드 베타 단백질'이 다량으로 축적돼 있었다고 발표했습니다.

한편 당화물질이 적게 포함된 식품을 섭취한 B그룹에서는 이러한 증세가 나타나지 않았습니다. 동물 실험에서는 당화물질 섭취량을 50퍼센트만 줄이면 산화 스트레스의 저하, 노화에 따른 인슐린 감수성 장애와 신장 기능 장애가 줄어들어 수명이 연장됐습니다.

이러한 실험으로 밝혀진 것은, 당화물질이 적게 포함된 식품을 섭취할수록 당뇨병과 치매 발병률이 낮아진다는 점입니다. 또한 동일한 식재료라도 조리하는 방법에 따라 당화물질 섭취량이 큰 차이가 나므로 식품 선택뿐 아니라 조리 방법에도 신경써야 합니다. 당화물질 함유량을 줄이기 위한 방법으로는 고온의 불에 굽지 않고 수증기로 찌는 것, 짧은 시간 가열, 저온 조리, 레몬즙이나 식초를 첨가하는 것 등이 있습니다.

5부

어떤 음식을
섭취해야 하는가?

분자 영양학 분야에서 위대한

업적을 남긴 '로저 윌리엄' 박사는

"당신의 몸은 음식으로 구성돼 있다

(You are what you eat.)"라는 유명한

말을 남겼습니다. 음식은 우리 몸을 형성하는

재료가 되므로 당뇨병 예방과 개선에는 어떤

음식이 좋은지를 판단할 수 있는 지식이 반드시

필요합니다.

①

콩류

'비만과 당뇨' 두 마리의 토끼를 잡으려면 "콩 식품을 억지로 섭취하는 것이 아니라 엄청나게 좋아해야 한다!"라고 주장하고 싶습니다. 제가 홀리스틱 영양학을 공부하면서 느낀 점은 "콩을 좋아하지 않고서는 진정한 건강을 유지할 수 없다!"는 것입니다. 그 이유를 모두 열거할 수는 없지만, 당뇨병 예방과 개선에 도움이 되는 내용만 간단히 정리하면 다음과 같습니다.

- 콩의 '레시틴'은 세포막을 만들고 필요 이상의 지방을 배출한다
- 콩에 풍부한 '칼륨'은 나트륨과 균형을 유지해 혈압이 안정된다
- 여성 호르몬과 동일한 역할의 '이소플라본'은 콜레스테롤과 중성 지방을 낮춘다

■'사포닌'은 지질의 과산화 방지, 고지혈증과 고혈당을 개선한다

저는 비만인에게 '발아현미(30) + 잡곡(20) + 쥐눈이콩(50)'의 비율로 식사할 것을 권하고, 당뇨병 환자에게는 '발아현미(20) + 잡곡(10) + 돼지감자나 고구마 또는 보리(20) + 쥐눈이콩(50)'의 비율을 권합니다.

100그램의 현미와 잡곡에는 보통 혈당 수치를 높이는 탄수화물이 73~75, 고구마에는 31, 콩에는 28, 감자에는 17, 돼지감자에는 15퍼센트 포함돼 있어 현미와 잡곡의 양이 줄어들수록 탄수화물 섭취량도 그만큼 줄어듭니다. 그래서 저는 "당뇨병 예방과 개선에 이보다 더 좋은 식단은 없다!"라고 단언하며 위와 같은 식단을 권하고 있습니다.

❖ 양질의 단백질이 풍부함

콩에는 당뇨병 환자가 가장 조심해야 할 영양소인 탄수화물이 백미와 현미보다 3분의 1밖에 포함돼 있지 않으므로 안심하고 섭취할 수 있습니다. 또한 콩 100그램에 포함된 단백질은 하루 필요량 30그램을 초과합니다. 우리의 몸은 수명이 다 돼 폐기되는 단백질 노폐물 70퍼센트를 재활용하는 시스템이 갖춰져 있으므로 콩을 조금만 섭취해도 하루에 필요한 단백질을 충족시키고도 남습니다.

우리가 하루에 섭취해야 할 단백질 필요량에 대한 의견은 조금씩 다른데, 독일 도르트문트대학교의 '막스 플랑크' 박사는 "체중 60킬

로그램의 사람이라면 60그램의 단백질이 필요하다. 하지만 식물성은 30그램, 싹이 트는 도중의 것이라면 15그램이면 충분하다"라고 했습니다. 따라서 콩을 2~3일 동안 물에 불려 싹이 틀 때 발아현미와 함께 밥을 지으면 단백질 부족은 발생하지 않는다는 것을 알 수 있습니다.[7]

❖ 풍부한 식이섬유

콩에는 당뇨병 예방과 개선에 탁월한 역할을 하는 식이섬유가 100그램당 17그램이나 포함돼 있습니다. 이는 하루 필요량 18~20그램을 충족시키는 데 충분한 양입니다. 현미 100그램에 포함된 식이섬유는 3그램이지만 콩에는 현미의 5.7배나 되는 17그램이나 포함돼 있으므로 변비와 대장암 예방에 적극적으로 추천하고 싶은 식품입니다.

‖ 백미 · 현미 · 콩(대두)의 4대 영양소 비율

(단위: %)

분류	백미	현미	콩(대두)
탄수화물	77.1	73.8	28.2
지방	0.9	2.7	19.0
단백질	6.1	6.8	35.3
식이섬유	0.5	3.0	17.1

---

7 여기서 언급한 '막스 플랑크' 박사는 1918년에 노벨 물리학상을 수상한 '막스 플랑크(1858~1947년)'와는 다른 인물입니다.

❖ 노폐물을 씻어내는 사포닌

콩류는 비만과 당뇨병 예방과 개선에 필수 식품일 정도로 영양소가 골고루 포함된 완전식품입니다. 콩에는 인체의 노폐물을 씻어내는 '사포닌'이 다량 포함돼 있어 혈당 수치를 낮추는 데 큰 역할을 합니다. 다량 섭취하면 적혈구가 파괴되지만, 당근과 콩에 포함된 사포닌은 우엉이나 팥에 포함된 것과 달리, 적혈구를 녹이지 않으므로 안심하고 섭취해도 됩니다.

사포닌은 세포막에 존재하는 지질(脂質, 지방)이 산화되는 것을 예방하는 역할을 하며, 산화가 잘되는 식용유 1그램에 콩 사포닌 1밀리그램을 첨가해 가열해도 식용유는 거의 산화되지 않는다는 실험 결과도 있습니다. 따라서 인체에서도 동일한 결과를 예상할 수 있으며, 사실 콩 식품은 간세포를 재생해 간을 보호하는 것으로도 알려져 있습니다.

❖ 레시틴, 만능선수

'레시틴'은 신체의 기본 단위인 세포를 보호하는 세포막의 주성분으로, 뇌신경과 신경조직을 구성하는 매우 중요한 물질입니다. 만약 레시틴이 부족하면 세포막이 기능을 정상적으로 발휘하지 못하며 콜레스테롤이 축적되기도 합니다. 또한 뇌의 신경전달물질이 생성되지 않기 때문에 서서히 기억력이 감퇴해 치매로 진행되기도 합니다.

비누 역할을 하는 레시틴이 혈액 속의 콜레스테롤을 녹여, 필요 이상의 콜레스테롤이 혈관 내벽에 들러붙는 것을 방지하므로 동맥경화도 예방됩니다. 또한 몸에 나쁘다고 소문난 LDL콜레스테롤도 줄어들고, 혈액순환이 좋아져 전신에 산소와 영양소가 골고루 공급돼 피부가 부드러워집니다.

레시틴은 간세포도 활성화시켜 간을 보호하기도 하며, 간에 지방이 쌓이는 지방간을 예방하기도 합니다. 특히, 레시틴에는 필수 지방산이 많이 포함돼 있는 반면, 콜레스테롤은 없으므로 안심하고 섭취해도 됩니다.

콩밥이 건강에 좋다고 해서 오래 먹다 보면 때로는 팥밥이 먹고 싶을 때가 있습니다. 한두 번은 괜찮지만 장기적으로는 추천하지 않습니다. 왜냐하면 팥에 포함된 사포닌은 적혈구를 녹이는 용혈 작용이 있어 신체를 냉한 체질로 만들어버리기 때문입니다.

❖ 이소플라본, 당뇨병 예방의 슈퍼 항산화물질

콩에는 여성 호르몬 역할을 하는 '이소플라본'이 다량 포함돼 있는데, 실제로 여성 호르몬과 이소플라본의 화학구조를 비교하면 마치 쌍둥이 얼굴처럼 똑같은 모양을 하고 있습니다. 이소플라본은 몸속의 호르몬 균형을 조절해 다이어트를 돕는 역할을 해 당뇨병 예방에 많은 도움이 됩니다.

또한 갱년기 여성이 여성 호르몬 과잉일 경우에는 작용을 억제하고, 갱년기 이후 부족한 경우에는 작용을 촉진해 체지방 축적을 방해하기도 합니다. 그리고 나이가 들수록 여성 호르몬보다 남성 호르몬이 더 많이 분비되는 여성과, 남성 호르몬보다 여성 호르몬이 더 많이 분비되는 남성에게 호르몬 균형 조절 역할을 하는 매우 유익한 항산화물질입니다. 이소플라본의 대표적인 효과는 다음과 같습니다.

- 통풍과 냉증 개선
- 골다공증 예방
- 피부의 탄력성 유지
- 갱년기장애 증상 완화
- 유방암과 자궁암 억제 효과
- 악성 활성산소 억제 작용으로 노화 예방
- 모세혈관의 탄력성 유지로 각종 혈관질환 예방은 물론 당뇨병 예방과 개선 효과

소장과 대장에 살고 있는 유산균과 비피두스균이 '이소플라본'을 이용해 여성 호르몬과 비슷한 구조의 '에쿠올(Equol)'을 많이 만들수록 여성 호르몬의 작용이 활성화됩니다. 에쿠올은 폐경기 직전의 여성 호르몬이 과잉일 경우에는 작용을 억제하고, 폐경기 이후 부족할 경우 작용을 촉진해 탄력성 있는 피부를 유지시켜 얼굴의 잔주름을 예방합니다. 이 때문에 이소플라본은 '슈퍼이소플라본'이라는 별명으로도 불립니다.

2

장류

간장·된장

메주콩으로 만든 간장과 된장에는 콩에 존재하지 않는 '멜라노이딘(Melanoidin)'이라는 갈색 성분의 영양소와 유산균이 포함돼 있습니다. 특히 생된장에는 당뇨병 예방과 개선에 도움을 주는 유산균이 많이 포함돼 있습니다. 된장국에 각종 재료를 넣고 조리할 때 다시물을 끓인 후, 먹기 직전에 된장을 풀어둔 물을 넣으면서 맛을 조정하면 살아 있는 유산균을 섭취할 수 있습니다.

그리고 살아 있는 유산균을 더 많이 섭취하기 위해서 열무김치를 비롯해 각종 나물과 함께 생된장을 넣어 비빔밥으로 만들어 먹는 것도 방법 중 하나입니다.

❖ 항산화작용

'멜라노이딘'은 강력한 항산화작용이 있어 활성산소의 일종인 일산화질소의 활성을 억제해, 세포핵 속의 DNA가 활성산소 때문에 손상되는 것을 방지하는 역할을 합니다. DNA가 손상되면 당뇨병을 비롯한 생활습관병이 발생하므로 무엇보다 예방이 중요한데, 그 파수꾼 역할을 하는 것이 생된장의 멜라노이딘입니다.

❖ 동맥경화와 고지혈증 예방

멜라노이딘의 강력한 항산화작용은 혈액 속의 지질(지방)이 산화되는 것을 방지하거나 콜레스테롤 수치를 억제하는 효과가 있습니다. 따라서 혈액순환을 좋게 해 동맥경화와 고지혈증을 예방하는 효과가 있으며 식후 혈당 수치의 급상승도 방지하므로 당뇨병 예방에 효과가 있습니다. 또한 장에서 담즙산에 들러붙어 대변과 함께 콜레스테롤을 많이 배출하므로 고지혈증으로 고민하는 사람에게 많은 도움이 됩니다.

❖ 변비 해소 효과

변비는 몸속의 불필요한 물질이 배출되지 않고 정체된 상태로, 이 때문에 몸에 흡수된 독성 물질이 얼굴을 비롯한 전신에 뾰루지와 아토피성 피부염을 일으키기도 합니다. 그런데 생된장에 포함된 멜라노이딘은 장 속의 유익한 세균인 유산균의 개체수를 증가시켜 변비 해소에 도움이 된다는 보고가 있습니다. 건강한 삶을 유지하기 위해서는 변비 예방이 무엇보다 중요합니다.

청국장

메주콩을 발효시켜 만든 청국장은 '이상한 냄새가 나는 음식'이라는 이미지가 있지만, 요즘에는 냄새 없는 청국장이 개발돼 건강 애호가에게 많은 인기를 끌고 있습니다. 특히 당뇨병 예방과 개선에 반드시 필요한 식품입니다.

❖ 섭씨 100도에도 죽지 않는 나토키나아제

청국장에 포함된 '나토키나아제(Nattokinase)'는 원래 대두(大豆)에는 들어 있지 않습니다. 하지만 콩을 발효시킬 때 낫토균(Bacillus natto)이나 고초균(枯草菌, Bacillus subtilis)이 콩의 영양 성분을 변화시켜 만들어낸 성분으로, 섭씨 100도에도 죽지 않습니다. 유럽과 미국에서는 방사능 제거 물질로도 알려져 있으며, 실제로 1986년 4월 우크라이나 체르노빌 원자력발전소 폭발 사고 때, 방사능에 오염된 사람들이 일본에서 낫토를 많이 수입해 섭취한 것으로 유명합니다.

❖ 유산균 개체수를 늘리는 도우미

"사람 목숨 90퍼센트는 장 건강이 책임진다"는 말이 있습니다. 건강한 유산균 개체수를 증가시키고자 할 경우에는, 청국장을 날것으로 많이 섭취하는 것이 좋으며, 식사 때마다 김치와 함께 청국장이나 낫토를 섭취하는 것도 유산균을 늘리는 지혜로운 방법입니다.

❖ 혈전 용해를 8시간 동안 지속

비행기 여행을 할 때 이코노미클래스에 앉아 장시간 움직이지 않고 있으면 피가 굳어 혈관 손상이나 합병증을 일으키는 질환을 '혈전색전증(血栓塞栓症)'이라고 합니다. 이러한 경우에 사용하는 '우로키나아제'는 지속 시간이 4~20분이지만, 나토키나아제는 식후 2~4시간 후에 나타나기 시작해 8시간 이상 지속된다는 것이 일본 구라시키 예술과학대학교의 '스미 히로유키' 교수의 실험으로 밝혀졌습니다. 평소 나토키나아제가 포함된 청국장이나 낫토를 즐겨 먹은 사람은 나이가 들면서 발생하기 쉬운 뇌경색과 심근경색을 예방할 수 있습니다.

❖ 눈 망막의 정맥 폐색 증후군 개선

눈 망막(網膜)에는 정맥과 동맥이 각각 4개씩 통과하는데, 이것들이 당뇨병에 따른 혈전으로 막히는 것을 '망막혈관폐쇄증(網膜血管閉鎖症)'이라고 합니다. 시야의 일부나 중심부가 잘 보이지 않는 증상이 서서히 나타나는 질환으로, 이를 치료하기 위해서는 일반적으로 '우로키나아제'라는 약물을 사용합니다. 일본 돗토리의과대학 '하세가와 지로' 교수는 58세의 망막중심정맥폐쇄증 환자에게 이 우로키나아제 약물 대신 저녁 식사 때마다 100그램의 낫토를 먹게 했습니다. 그 결과, 10일이 경과했을 때, 시력이 회복되기 시작했으며 한 달 후에는 정상적인 혈관으로 회복돼 재발도 하지 않고 시력도 1.2까지 회복됐습니다.

❖ 뛰어난 혈압 강하 작용

낫토(청국장)를 즐겨 먹는 사람에게 나타나는 좋은 증상으로는 '혈압이 내려갔다', '혈압이 정상화됐다'라는 것인데, 임상 시험 결과 혈압약을 복용하지 않게 된 보고도 있습니다. 당뇨병 환자에게 흔히 나타나는 고혈압에도 낫토는 굉장히 도움되는 식품입니다.

❖ 골다공증 예방

이소플라본은 호르몬 계통의 유방암과 자궁암 예방 효과뿐 아니라 뼈에서 과잉으로 칼슘이 녹아 나오는 것을 방지하는 역할을 하기 때문에 갱년기가 지난 여성의 골다공증 예방에도 뛰어난 효과가 있습니다. 또한 청국장이나 낫토에 포함된 '폴리글루탐산'이 소장에서의 칼슘 흡수를 도와 뼈를 튼튼하게 합니다.

❖ 헬리코박터균 살균 작용

청국장이나 낫토에 포함된 '디피콜린산(Dipicolinic acid)'은 위궤양과 위암의 원인으로 지목되는 헬리코박터균을 살균하는 효과가 있는 것으로 밝혀졌습니다. 헬리코박터균을 없애기 위해 항생제를 복용하는 사람에게는 충격적인 정보임이 틀림없습니다.

위와 같이 당뇨병 예방과 개선에 뛰어나다는 청국장이 외국에까지 알려져 미국으로도 많은 양이 수출되고 있습니다. 인터넷 검색창에 '청국장 미국 시장 진출'을 입력하면 이 사실을 확인할 수 있습니다. 우리 조상들이 즐겨 먹던 청국장이 오늘날 젊은이 사이에서는 인기가 없지만, 외국의 당뇨병 환자에게는 대단한 인기 있는 식품임을 기억해두기 바랍니다.

③

해조류

당뇨병 환자와 예비군에게 콩 다음으로 추천하고 싶은 식품은 '해조류(海藻類)'입니다. 해조류는 글자 그대로 미네랄이 풍부한 '바다에서 자라는 식물'입니다. 색깔별로 분류하면 갈색 계통의 갈조류(褐藻類), 녹색 계통의 녹조류(綠藻類), 붉은색 계통의 홍조류(紅藻類)가 있으며, 특히 갈조류에 속한 미역과 다시마에는 끈적끈적한 성분의 식이섬유 '알긴산'과 '후코이단'이 많이 포함돼 있습니다.

끈적끈적한 성분의 식이섬유는 고혈압의 원인이 되는 필요 이상의 나트륨을 배출해 혈압을 낮추는 역할을 하며, 담즙산을 흡착해 배출해 대장암 예방에도 뛰어난 역할을 합니다. 또한 간이 담즙산을 합성할 때는 콜레스테롤을 원료로 사용하기 때문에 자연히 콜레스테롤 수치가 내려가 고지혈증과 당뇨병의 예방 및 치유에 도움이 됩니다.
해조류에 포함된 주요 영양소를 정리하면 다음과 같습니다.

- 비타민 A와 B군은 탄수화물과 지방을 분해한다
- 푸코스테롤은 콜레스테롤과 중성지방을 감소시킨다
- 단백질 라미닌은 동맥경화 예방과 혈압 강하 작용을 한다
- 오메가3는 혈액순환을 좋게 해 동맥경화 예방 작용을 한다
- 베타카로틴과 클로로필은 항산화물질이며, 항암 작용이 있다
- 칼슘·마그네슘·아연·구리·망간은 혈당 수치의 급상승을 억제한다
- 알긴산·후코이단·글루코만난은 혈당 수치를 낮추고 변비를 개선한다

‖ 해조류에 포함된 주요 미네랄

(단위: 100그램당 밀리그램)

	칼슘	마그네슘	철분	아연	구리	망간
갈파래	490	3,200	5.3	1.2	0.80	17.0
청파래	720	1,300	74.8	2.6	0.80	13.0
미역	820	1,100	6.1	2.8	0.08	0.32
톳	1,400	620	55.0	1.8	0.18	1.7
다시마	760	540	2.4	1.0	0.05	0.22
김	280	300	11.4	3.7	0.59	3.7

당뇨병 예방과 개선에 없어서는 안 되는 호르몬은 인슐린입니다. 인슐린을 생산하는 데 가장 중요한 미네랄로는 칼슘·마그네슘·아연·크롬·망간·철분 등이 있습니다.

성인 남녀의 하루에 필요한 미네랄 양을 비교하면, 칼슘 650~800밀리그램, 마그네슘 270~370밀리그램, 철분 6~7밀리그램, 아연 7~10밀리그램, 구리 0.7~1.0밀리그램, 망간 3.5~4밀리그램입니다. 이렇게 필수 미네랄이 골고루 포함된 식품은 해조류뿐이므로 당뇨병 환자와 예비군뿐 아니라 모든 사람이 하루도 빠짐없이 해조류를 섭취할 것을 적극적으로 추천합니다.

어패류

동물성 단백질을 섭취할 때 가능하면 고기보다 생선을 추천합니다. 생선기름은 불포화지방산으로 몸속에 축적되지 않는 반면, 육상동물의 기름은 포화지방산이므로 과다 섭취하면 몸속에 축적돼 비만과 동맥경화의 원인이 되기 때문입니다.

더욱이 등푸른생선인 꽁치, 고등어, 참치, 정어리, 숭어 등에는 오메가3 계열의 기름인 '에이코사펜타엔산(EPA)'과 '도코사헥사엔산(DHA)'이 풍부해 혈전(피떡)이 생기지 않게 하며, 중성지방과 LDL콜레스테롤을 줄이고, HDL콜레스테롤을 증가시키는 기능이 있습니다. 특히 DHA는 뇌와 신경세포 기능을 활성화합니다. EPA와 DHA의 주요 효능을 간단하게 정리하면 다음과 같습니다.

- 혈전(피떡)을 예방한다
- 혈액 속의 중성지방이 감소한다
- LDL콜레스테롤 수치가 감소한다
- HDL콜레스테롤 수치가 증가한다
- 혈관 염증 억제 작용을 해 당뇨병을 예방한다

소라·가리비와 같은 조개류, 문어·화살꼴뚜기·대게·참치·고등어와 같은 생선류에는 '타우린'이 많아 콜레스테롤 계열의 담석을 녹여버립니다. 또한 혈압과 콜레스테롤 수치를 낮추는 등 다음과 같은 역할을 합니다.

- 콜레스테롤 수치가 감소한다
- 콜레스테롤 계열의 담석을 녹인다
- 심장을 강화해 심부전증을 예방한다
- 기도(氣道)를 확장해 천식을 예방한다
- 간 기능을 향상시켜 해독작용을 돕는다
- 췌장의 인슐린 분비를 촉진해 당뇨병을 예방한다

타우린이 많이 포함된 어패류를 순서대로 정리하면 다음과 같습니다. 수치는 무게 100그램당 포함된 양으로, 단위는 밀리그램입니다.

- 소라 1,536
- 오분자기 1,250
- 가리비 1,006
- 참치 954
- 문어 871
- 대게 871
- 화살꼴뚜기 766
- 바지락 380
- 고등어 293

과거에는 오징어, 문어, 조개류에 콜레스테롤이 많다는 이유로 멀리했지만, 최근에는 콜레스테롤 수치를 낮추는 역할의 '시토스테롤'도 많이 포함돼 있어서 콜레스테롤 걱정 없이 먹을 수 있다는 것이 밝혀졌습니다.

특히, 당뇨병 환자와 예비군에게 반가운 인슐린을 생산하는 데 꼭 필요한 미네랄, '아연'의 하루 필요량(성인)은 7~10밀리그램입니다. '바다의 우유'라는 별명을 가진 '굴' 100그램에는 아연이 13.2그램이나 포함돼 있어, 100그램만 먹으면 하루 필요량을 충족하고도 남습니다.

5

버섯류

당뇨병 환자와 예비군이 적극적으로 섭취해야 할 식품에 버섯류가 포함된 이유는 저칼로리 외에도 식이섬유와 미네랄이 풍부해 혈당 수치를 낮추고 체지방을 감소시키는 역할을 하기 때문입니다. 버섯류의 주요 역할을 간단하게 정리하면 다음과 같습니다.

- 혈압을 낮춘다
- 변비를 개선한다
- 혈당 수치를 낮춘다
- 체중 감소에 도움이 된다
- 콜레스테롤과 중성지방을 줄인다

특히 '표고버섯'과 '목이버섯'에는 식이섬유·비타민 B_3·마그네슘이 풍부하고, '새송이버섯'에는 체중 증가 억제와 지방간을 예방하는 효과가 있습니다. 또한 표고버섯에만 존재하는 '에리타데닌'은 간에서 콜레스테롤 대사를 촉진시키므로 혈중 콜레스테롤 수치를 낮춰 동맥경화 예방과 혈압을 낮추는 역할을 합니다. 더욱이 표고버섯을 비롯해 모든 버섯에 포함된 '렌티난'은 항암 성분으로 알려져 있습니다.

일본 군마대학교 의과대학 '구라시게 사토노리' 교수는 매일 아침 '말린 표고버섯'을 우려낸 물을 한 컵씩 마셔 혈압약을 복용하지 않고도 정상 혈압을 유지하는 인물로 알려져 있습니다. 사토노리 교수는 학생들에게 매일 3개의 말린 표고버섯을 한 컵의 물에 담가 하룻밤 냉장고에 넣어뒀다가 5주간 마시게 했는데, 사람에 따라 2~3주째부터 혈당 수치를 개선하는 HDL콜레스테롤 수치가 향상됐습니다.

또한 대부분의 버섯에는 '에르고티오네인'이라는 항산화물질이 포함돼 있습니다. 미국 존스홉킨스대학교 연구팀은 "이 영양소는 인간이 합성할 수 없어 음식으로만 섭취해야 하며, 부족하면 신체에서 독성까지 발생하므로 에르고티오네인을 새로운 비타민으로 지정해야 한다"라고 발표했습니다. 이처럼 버섯의 효능에 많은 학자가 주목하는 이유는 비타민 E보다 수십 배의 항산화 효과가 있기 때문입니다.

세포 속의 발전소 '미토콘드리아'는 에너지를 생산하면서 발생하는 활성산소의 영향을 받아 DNA가 쉽게 손상됩니다. 대부분의 항산화물질이 미토콘드리아 세포막을 쉽게 통과할 수 없어 활성산소의 폐해를 예방할 수 없기 때문입니다. 하지만 에르고티오네인은 세포막을 쉽게 통과해 미토콘드리아를 보호합니다.

특히 이러한 항산화물질이 가장 많은 것으로 알려진 느타리버섯은 다른 버섯의 7배나 많이 포함돼 있으니 당뇨병 예방뿐 아니라 각종 암 예방에도 뛰어난 항산화식품, 느타리버섯을 매일 섭취하는 것을 적극적으로 권합니다.[8]

---

8 좀 더 자세한 내용은 구글 International Journal of Medicinal Mushrooms, Vol.8. p. 215~222(2006)에서 확인할 수 있습니다.

6

돼지감자

저는 당뇨병 환자와 예비군에 속한 사람에게 항상 "돼지감자를 많이 드십시오!"라고 권합니다. 독일 베를린공과대학의 발표에 따르면, 돼지감자에는 수용성 식이섬유 '이눌린'이 다량 포함돼 있으며, 돼지감자 분말에는 이눌린이 57.5퍼센트 정도나 됩니다.

돼지감자를 섭취하면 인슐린 촉진 작용을 하는 호르몬 '인크레틴'(Incretin)이 분비됩니다. 소장에서 인크레틴이 많이 분비되면 음식물이 위장에서 소장으로 옮겨지는 데 걸리는 시간이 느려지고, 포도당이 소장에서도 신속하게 흡수되지 않도록 하는 역할을 하므로 혈당 수치가 급상승하지 않는 효과가 있습니다.

또한 돼지감자의 이눌린은 위장에서 소화되지 않고 소장과 대장으로 직행하면 그곳에 살고 있는 유산균과 비피두스의 먹이가 돼 짧은 고리 지방산이 대량 생성되면서 대장의 꿈틀운동에 필요한 에너지를 공급하기도 합니다.

> 돼지감자 섭취 → 소장에서 인크레틴이 대량 분비 → 인크레틴이 췌장을 자극해 인슐린 분비를 촉진 → 인슐린이 다량 분비됨 → 혈당 수치가 내려가기 시작

‖ 돼지감자 분말 수치

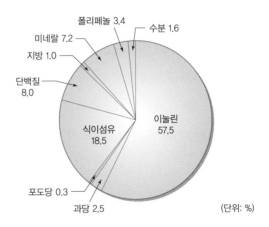

폴리페놀 3.4
수분 1.6
미네랄 7.2
지방 1.0
단백질 8.0
식이섬유 18.5
이눌린 57.5
포도당 0.3
과당 2.5
(단위: %)

이처럼 분말로 된 돼지감자는 인크레틴이 많이 분비되도록 하는 아눌린이 다량 포함돼 있어서 '천연 인슐린'이라는 별명으로 불립니다. 췌장이 더욱 왕성하게 인슐린을 분비하도록 촉진하는 호르몬인

인크레틴의 특징은 혈당이 올라갈 때만 인슐린 분비를 촉진하고 혈당이 낮아지면 작용이 멈추기 때문에 저혈당이 생기지 않는다는 것입니다.

또한 인크레틴은 '슬림(slim, 날씬한) 호르몬'이라고도 불립니다. 일본의 돼지감자 전문가 '다카하시 겐보쿠'가 저술한 『돼지감자란 무엇인가?(菊芋ってなに？)』(2014년 출판)에는 다음과 같이 언급돼 있습니다.

■ 혈관 내피에 작용해 혈관이 유연해진다

■ 포도당이 세포로 신속하게 흡수되도록 한다

■ 간에서 인슐린 기능을 강화해 간 기능이 향상된다

■ 골세포에 작용해 골밀도가 향상되고 뼈가 튼튼해진다

■ 신장에서 수분과 나트륨 배출을 촉진하는 작용을 한다

■ 뇌 신경세포(시냅스)를 보호해 알츠하이머 치매를 예방한다

■ 뇌의 해마 세포가 증가돼 감각 기능, 인지 기능, 기억력이 향상된다

보리

당뇨병 환자의 식이요법에 빼놓지 않고 등장하는 주식에는 보리밥·현미밥·메밀국수가 있습니다. '보리'와 '찰보리'는 현미의 2배나 되는 단백질과 3배 이상의 식이섬유가 포함된, 변비와 비만 예방에 뛰어난 식품입니다.

특히 찰보리는 수용성 식이섬유인 '베타글루칸(β-Glucan)'이 쌀의 50배, 밀의 7배나 많이 포함돼 있어, 체내 지방 축적을 억제하고, 콜레스테롤 수치를 개선하며, 체중 감소는 물론 당뇨병 예방과 개선을 돕는 효과가 있습니다. "찰보리를 많이 섞어 밥을 지어 먹은 후 변비가 개선됐다"는 만성 변비 환자의 이야기를 흔히 들을 수 있습니다. 현재 변비로 고생하고 있다면, 한번 시도해보길 권합니다.

8

양파 · 파 · 마늘

양파

서양 속담에 '하루에 양파를 1개씩 먹으면 병원에 갈 일이 없다'는 말이 있습니다. 또한 중풍 환자가 적기로 소문난 중국인의 비법은 다름 아닌 다량의 양파 섭취에 있다는 것은 널리 알려진 사실입니다.

이처럼 양파는 뇌혈관 질환 예방뿐 아니라 당뇨병 환자의 고민거리인 혈당 수치를 낮춰, 무서운 합병증을 예방하는 데 탁월한 역할을 합니다. 양파에는 '케르세틴(Quercetin)'이라는 항산화물질이 포함돼 있으며, 불에 굽거나 뜨거운 물로 조리해도 효과는 변함이 없습니다. '비타민 P'라고 불리는 케르세틴은 혈액 속에 과산화지질이 증가하는 것을 억제하고 콜레스테롤이 혈관 내벽에 들러붙는 것을 방해해 동맥경화와 당뇨병을 예방합니다. 그리고 동물성 지방의 흡수를 억제하거나 배출을 돕는 역할 때문에 비만 예방에도 도움이 됩니다.

또한 양파의 '이소아리인'은 뛰어난 항산화 작용으로 콜레스테롤과 중성지방을 줄여 동맥경화와 고혈압을 예방하는 효과가 있습니다. 양파에 포함된 '루틴'이라는 성분도 뇌혈관질환 예방에 탁월한 효과를 발휘합니다. 양파의 효능을 간단하게 정리하면 다음과 같습니다.

- 혈압이 낮아진다
- 동맥경화를 예방한다
- 인슐린의 역할이 향상된다
- 당뇨병 합병증을 예방한다
- 혈전이 생기는 것을 예방한다
- 콜레스테롤과 중성지방이 감소한다

파

감기나 독감 때문에 고열이 나면 혈당 수치가 올라가므로 특히 당뇨병 환자는 체온 유지와 감기 예방에 힘써야 합니다. 감기나 독감의 가장 흔한 민간요법으로는 '파(뿌리 부분)+대추+생강'을 달여 섭취하는 것인데, 이들 식품은 몸을 따뜻하게 해 혈액순환이 잘되게 합니다.

파를 반찬으로 조리해 매일 섭취하면 인슐린 역할이 향상돼 혈당 수치를 낮춰 당뇨병 예방과 개선에 많은 도움이 됩니다. 이를 이해하기 쉽게 설명하면 다음과 같습니다.

> 파를 섭취한다 → 교감신경을 자극한다 → 에너지 대사가 향상돼 체온이 올라간다 → 체지방이 감소한다 → 인슐린 분비가 향상된다 → 혈당 수치가 내려간다

마늘

고대 이집트에서 피라미드를 건축할 때 노예들에게 공급된 필수 식품이 마늘과 양파였으며, 중국에서 만리장성을 쌓을 때도 마늘이 공급됐다고 합니다. 서양에서는 예로부터 마늘을 당뇨병 민간요법으로 많이 이용했다는 기록도 있습니다. 1991년 미국 국립암연구소가 발표한 항암 식품 1순위의 맨 처음에 등장하는 것도 마늘입니다. 이처럼 마늘은 동서고금을 막론하고 인기 있는 식품입니다.

최근에는 인도의 '사이나니' 박사가 마늘과 양파를 자주 먹는 사람들과 그렇지 않은 사람들을 세 그룹으로 나눠 추적·조사했는데, 혈

액 속의 콜레스테롤 수치에 뚜렷한 변화가 있었다는 것을 다음 도표로 확인할 수 있습니다.

‖ 콜레스테롤 수치를 낮추는 마늘과 양파

구분	혈중 콜레스테롤 평균 수치 변화
마늘과 양파를 전혀 섭취하지 않는 그룹	207mg/dℓ
1주일에 마늘 10그램 이하, 양파 200그램 이상 섭취	172mg/dℓ(35↓)
1주일에 마늘 50그램 이하, 양파 600그램 이상 섭취	159mg/dℓ(48↓)

(출처: 『혈당 수치를 낮추는 책』, 일본 주부와 생활사, 2001년 출판)

또한 마늘은 혈관의 수축과 확장을 조절하는 역할을 하기 때문에 심근경색의 원인이 되는 고혈압을 예방하는 식품으로도 알려져 있습니다. 마늘의 주요 효능은 다음과 같습니다.

- 혈압이 낮아진다
- 혈전을 예방한다
- 살균 작용이 있다
- 혈당 수치가 낮아진다
- 비만 개선 효과가 있다
- 콜레스테롤과 중성지방이 감소한다

9

여주

'천연 인슐린'이라 불리는 '여주'는 긴 타원형으로 양쪽 끝이 뾰족하고 혹 모양의 돌기가 덮여 있는 모양을 띠고 있습니다. 여주는 당뇨병 예방과 개선에 효과가 매우 뛰어나고 부작용이 거의 없다고 알려지면서 많은 사람에게 주목을 받고 있는 식품입니다. 여주는 민간요법 중의 하나로 많이 이용되고 있는데 특히 혈당 수치를 낮추는 역할의 '비신(Vicine), 카란틴(Charantin), 트리테르페노이드(Triterpenoides)'가 풍부합니다. 또한 여주에 포함된 비타민 C는 열에 강하기 때문에 불에 익혀 먹어도 거의 감소하지 않아 효율적으로 흡수할 수 있습니다. 덜 숙성된 것도 호박처럼 썰어 익혀 다른 채소와 함께 샐러드로 먹으면 쓴맛이 줄어듭니다.

⑩

알로에

서양에서는 옛부터 민간요법 식품으로 알려진 '알로에'를 가리켜 '의사에게 갈 필요가 없는 명약'이라고 했습니다. 특히, 혈액 속의 포도당을 세포 속으로 흡수시키는 인슐린과 비슷한 작용을 해 당뇨병 환자의 혈당 수치를 낮출 뿐 아니라 각종 질환의 예방과 치유에도 많은 도움을 주는 식품으로 알려져 있습니다.

일본 후지타보건위생대학교 설립자인 '후지타 게이스케' 교수는 알로에가 신체에 어떤 영향을 미치는지를 실험을 했는데, 실험용 쥐에게 인슐린을 생산하는 췌장의 베타세포를 파괴하는 약물을 투여한 후 알로에를 먹였습니다. 그 결과, 베타세포의 파괴가 억제됐으며 경미한 손상에 그쳤습니다. 더욱이 베타세포가 파괴된 쥐에게 100일

동안 알로에를 공급하자, 췌장의 췌도(膵島)에서 대부분의 베타세포
가 재생된 것을 확인했습니다.

『혈당 수치를 낮추는 책』(2001년 출판)에서는 알로에가 몸에 좋다는
이유로 다량 섭취하면 역효과가 나타나므로 알로에의 잎을 강판에
갈아 큰 숟가락으로 2~4스푼 정도만 먹을 것을 권장하고 있는데, 그
활용 방법은 다음과 같습니다.

- 잎을 잘라 가시를 제거하고 2~3센티미터 넓이로 잘라 그대로
  씹어 먹는다
- 잎을 강판에 갈아 거즈로 걸러 물을 섞은 후 생꿀이나 레몬을 첨
  가해 먹는다
- 잎을 잘게 썰어 주전자나 약탕기에 물과 함께 넣고 수분이 절반
  으로 줄어들 때까지 약한 불에 20~30분 동안 졸인 후, 거즈로
  걸러 마신다

다음과 같은 질환에도 알로에 활용을 권장하고 있습니다.

- 무좀: 즙을 환부에 바르기를 여러 차례 반복한다
- 치질: 즙을 만들어 항문에 바르면 염증이 완화된다
- 여드름: 즙을 물로 2~3배 희석해 탈지면에 묻혀 두드린다
- 상처, 화상: 알로에 작용으로 독소가 중화돼 빨리 치유된다

■ 타박상, 염좌, 어깨결림: 즙을 물에 희석해 거즈에 묻혀 찜질한다

저희 가족이 화상을 입었을 때도 알로에를 활용했더니 굉장히 빨리 치유되는 효과를 봤습니다. 이처럼 다양한 효능이 있는 알로에를 화초로 키우면서 적극 활용하시기를 추천합니다.

⑪
더덕·마·연근·토란

더덕, 마, 연근, 토란의 껍질을 벗기면 공통으로 미끌미끌한 성분인 '무틴'이 나오는데, 소화기관의 점막을 보호하는 무틴이 함유된 식품은 특히 소화기 계통이 약한 사람이 반드시 섭취해야 합니다. 과거 중국에서는 '마'를 '산약(山藥)'이라고 하고, 일본에서는 '산의 뱀장어'라고 부를 정도로 높이 평가했습니다.

또한 함께 먹은 탄수화물의 흡수를 더디게 해 식후 혈당 수치가 갑자기 올라가는 것을 억제하기 때문에 당뇨병 예방과 개선에 도움을 주기도 하며, 장에서 담즙산을 흡수, 배출해 콜레스테롤 수치를 낮추기도 합니다. 하지만 열에 약해 섭씨 60도 이상이 되면 효과가 없어져버리는 것이 단점입니다.

⑫
식초

　'천연 식초'는 노벨 생리의학상을 2회(1953년, 1964년)나 수상할 정도로 국제적으로 널리 알려진, 우리의 건강을 증진시키는 뛰어난 식품 중 하나입니다. 국내에서는 한때 '식초가 뼈를 약하게 만든다'는 잘못된 소문 때문에 사람들에게 인기가 없었지만, 식초에 관한 정보를 조금만 자세히 살펴보면 당뇨병 예방과 개선에 꼭 필요한 식품이라는 것을 알게 됩니다.

　일본 규슈대학교 의과대학 '후지노 다케히코' 교수가 남성 환자 8명(평균 연령 48세)과 여성 환자 12명(평균 연령 58세)에게 현미로 만든 흑초를 1개월 동안 매일 20밀리리터를 마시게 한 결과, '혈당 수치, 총콜레스테롤, 중성지방, 적혈구변형능'이 뚜렷하게 개선된 임상 데이터가

『경이로운 천연 항아리 식초』(1997년)에 수록돼 있습니다. 이를 이해하기 쉽게 정리하면 다음과 같습니다.

‖ 흑초 음용 전후의 변화

구분	음용하기 전(mg/dℓ)	음용한 후(mg/dℓ)	결과
혈당 수치	101.8	90.4	11.4 ↓
총콜레스테롤	239.5	216.7	22.8 ↓
중성지방	152.6	135.4	17.2 ↓
적혈구변형능 (56세 여성)	20.9(mH₂O)	13.4(mH₂O/14일 후)	7.5 ↓
		11.6(mH₂O/56일 후)	9.3 ↓

❖ 혈당 수치

건강한 사람의 공복 혈당 목표 수치는 100mg/dℓ 이하입니다. 흑초를 마시기 전의 공복 혈당 수치는 평균 101.8mg/dℓ이었지만, 1개월 후에는 평균 11.4mg/dℓ이 감소해 90.4mg/dℓ이므로 건강한 사람의 목표치에 도달했다는 것을 알 수 있습니다.

❖ 총콜레스테롤

건강한 사람의 총콜레스테롤 목표 수치는 220mg/dℓ 이하입니다. 흑초를 마시기 전의 평균 수치는 239.5mg/dℓ이었지만, 1개월 후에는 평균 22.8mg/dℓ이 감소해 216.7mg/dℓ이 됐습니다. 콜레스테롤이 혈액 속에 지나치게 많으면 동맥경화를 유발하는 요인이 되는데, 식초를 1개월 동안 마신 결과, 마시기 전과 많은 차이점이 나타났습니다.

❖ 중성지방

건강한 사람의 중성지방 목표 수치는 150mg/dℓ 이하입니다. 흑초를 마시기 전의 평균 수치는 152.6mg/dℓ이었지만, 1개월 후에는 135.4mg/dℓ로, 평균 17.2mg/dℓ이 감소했습니다. 혈액 속에 중성지방이 많을수록 피가 끈적끈적해지고 혈전이 생기기 쉬워집니다.

❖ 적혈구변형능

'적혈구변형능(赤血球變形能)'이란, 적혈구가 모세혈관을 통과할 때 형태를 바꾸는 능력을 가리키는 말입니다. 적혈구의 크기는 7~8마이크로미터, 모세혈관의 지름은 4~5마이크로미터, 더 좁은 곳은 3마이크로미터 정도이므로 도넛 모양의 적혈구가 모세혈관을 통과하려면 'ㄷ'자처럼 접혀 변형돼야만 겨우 통과할 수 있습니다.

'후지노 다케히코' 교수의 동일한 보고에 따르면, 56세의 여성의 흑초를 마시기 전 적혈구변형능은 $20.9mH_2O$이었지만, 14일 후에는 $13.4mH_2O$, 56일 후에는 $11.6mH_2O$으로 뚜렷하게 낮아졌습니다. 또한 64세의 남성의 흑초를 마시기 전 적혈구변형능은 $13.2mH_2O$이었지만, 1개월 후에는 $11.2mH_2O$로 낮아졌고, 총콜레스테롤 수치는 189mg/dℓ에서 161mg/dℓ로 감소해, 적혈구의 모세혈관 통과 능력과 콜레스테롤 수치가 매우 좋아졌음을 확인할 수 있습니다.

혈당 수치를 개선해 당뇨병 예방과 개선에 탁월한 역할을 하는 식초와 관련된 국내외의 문헌을 종합해 간단하게 정리하면 다음과 같습니다.

❖ 당뇨병과 관련된 효능
- 혈액순환이 잘되게 해 혈압을 낮춘다
- 혈당 수치를 낮춰 당뇨병 예방과 개선에 좋다
- 콜레스테롤과 중성지방 수치를 낮춰 동맥경화를 예방한다

❖ 기타 건강과 관련된 효능
- 습진이 개선된다
- 항산화 작용을 한다
- 피부가 매끈매끈해진다
- 살균 및 항균 작용을 한다
- 필수 아미노산이 풍부하다
- 아토피성 피부염이 개선된다
- 근육이 뭉치는 것을 예방한다
- 극심한 통증의 통풍이 개선된다
- 소화를 촉진하고 변비를 예방한다
- 약한 알칼리성으로 체액을 유지한다
- 신속한 노폐물 배출로 비만을 예방한다

- 유익한 HDL콜레스테롤 수치가 향상된다
- 피로 물질인 젖산을 분해해 피로회복을 돕는다
- 신부전증으로 인한 투석환자의 가려움증이 개선된다

우리의 건강에 유익한 역할을 하는 천연 감식초나 흑초는 건강식품 전문매장에서 살 수 있습니다. 그러나 석유에서 추출한 빙초산으로 발효시켜 만든 합성식초는 적혈구를 파괴한다는 보고가 있으므로, 식초로 음식을 조리할 때는 식초의 선택에 상당한 주의가 필요합니다.

6부

왜 비타민과 미네랄이 중요한가?

탄수화물, 지방, 단백질이 풍부한

식사를 하더라도 비타민과 미네랄이

부족하면 인체의 구성에 필요한 재료로

활용할 수 없습니다.

세계적인 베스트셀러 『비타민 바이블』의

저자이자 약학자·영양학자인 '알 민델' 박사는

"어떤 영양소이든 비타민과 미네랄이 없으면

제 기능을 발휘하지 못한다"라고 말했으며,

노벨상을 2회(화학상, 평화상) 수상한 '라이너스 폴링'

박사는 "모든 질병의 근본 원인은 비타민과 미네랄

부족에 있다"라고 말했습니다.

① 비타민, 합병증 예방과 개선의 지름길

당뇨병 예방과 개선에 중요한 것은 족욕, 반신욕, 단식요법, 운동요법, 식이요법, 영양요법입니다. 특히 영양요법은 신체 활동에 필요한 영양소를 공급하는 가장 중요한 기본입니다. 음식으로 섭취한 3대 영양소인 '탄수화물, 지방, 단백질'이 몸속에서 활용되기 위해서는 도우미 역할을 하는 비타민과 미네랄이 반드시 필요합니다. 당뇨병이 생기면 음식에서 비타민과 미네랄을 흡수하는 능력이 현저히 저하되는데, 이들이 부족하면 당뇨병 예방과 개선에 필요한 인슐린을 만들 수 없습니다.

비타민은 천연식품에 포함된 '천연 비타민'과 사람이 인공적으로 만든 '합성 비타민'이 있습니다. '천연 비타민'과 '합성 비타민'의 구조는

외형상 비슷하지만, 자세히 살펴보면 전혀 다르다는 것을 알 수 있는 데 그 좋은 예로 비타민 C가 있습니다.

‖ 천연 비타민 C와 합성 비타민 C

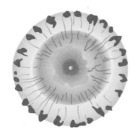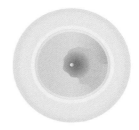

위의 그림으로 알 수 있듯이, 인공적으로 합성한 단순한 구조의 비타민 C를 임산부가 섭취하면, 몸속에서는 이물질에 대한 방어 시스템이 작용해 합성 비타민 C를 몸 밖으로 배출시키려고 합니다. 어머니 뱃속의 태아는 이러한 방법을 모태에서 학습해 태어난 후에도 비타민 C를 몸 밖으로 배출합니다. 이 때문에 아기는 태어나자마자 괴혈병에 걸린다는 보고도 있습니다. 그러므로 가능하면 비타민 C를 비롯한 각종 천연 비타민, 미네랄, 식이섬유가 풍부한 신선한 채소와 과일을 많이 섭취해야 합니다.

그리고 방사선요법이나 약물요법을 받고 있는 암 환자에게도 합성 비타민 C를 섭취하지 않을 것을 권합니다. 합성 비타민 C를 과다 복용했을 경우에 발생하는 부작용은 다음과 같습니다.

- 설사
- 메스꺼움
- 복부 경련
- 통풍 악화
- 두통, 피로, 불면증
- 얼굴이 화끈거림, 발진
- 요로와 신장에 결석이 발생

당뇨병 환자와 예비군이 특히 신경써야 할 비타민은 B_2, E, D입니다. 몹시 쇠약한 체질에 질병이 발생했을 경우에는 급한 불을 끄기 위해 합성 비타민이 필요하지만, 지속해서 복용하면 왜 이러한 부작용이 발생하는지 고려해봐야 합니다.

비타민 B_2

비타민 B_2에는 당뇨병의 첫 단계인 동맥경화의 원인이 되는 과산화 지질을 분해하는 역할이 있습니다. 당뇨병에 걸리면 자연히 혈당 수치가 높아지며, 이 때문에 혈액이 끈적끈적해져 혈액순환이 나빠지고 혈관도 딱딱해져 동맥경화가 시작됩니다. 당뇨병에서는 이와 같은 합병증이 가장 염려되므로 비타민 B_2가 풍부한 식품을 섭취하면 합병증을 일으키는 원인이 되는 과산화지질이 감소하기 때문에 적극적으로 섭취해야 합니다. 특히 알코올을 즐기는 사람, 항생제·여성호르몬제·피임약을 복용하는 사람, 스트레스를 많이 받는 사람은 다량의 비타민 B_2가 필요합니다. 하지만 합성 비타민 B_2를 과다 복용하면 가려움증, 손발의 저림, 화끈거림, 따끔따끔한 통증 등이 발생할 수 있습니다.

성인의 하루 비타민 B_2 필요량은 1.2~1.7밀리그램으로, 비타민 B_2가 풍부한 식품으로는 김·파래·톳·미역과 같은 해조류, 아몬드, 표고버섯, 고추 등이 있습니다. 함유량은 생산지에 따라 다소 다를 수 있지만, 정리하면 다음과 같습니다(함유량은 100그램당 밀리그램).

· 김 2.3	· 파래 1.6	· 고추 1.4
· 말린표고버섯 1.4	· 아몬드 1.1	· 톳 1.1

비타민 D

햇빛이 차단된 실내에서 근무하는 사람, 노년층, 갱년기가 지난 여성들 대부분은 비타민 D가 부족한데도, 증상이 눈에 띄게 나타나지 않기 때문에 자신에게 비타민 D가 부족한 것을 모르고 있습니다.

당뇨병 환자는 건강한 사람보다 골밀도 감소율이 3배나 됩니다.

이는 칼슘을 재흡수하는 신장(콩팥) 기능과 밀접한 관련이 있는데, 당뇨병 합병증으로 신장질환이 발생하기 때문입니다.

비타민 D는 당뇨병 외에도 골다공증, 우울증, 치매와 같은 질병의 예방과 면역력 향상에 중요한 비타민이므로 때로는 '슈퍼 비타민' 또는 '만능 비타민'이라고도 합니다. 그 종류로는 '활성형(活性型)'과 '비활성형(非活性型)'이 있으며, 두 종류 모두 인체에 소중한 비타민이기 때문에 신장과 간에서 활성형으로 변환돼 인체에 공급됩니다.

특히, 활성형 비타민 D는 인슐린 생산 공장인 췌장의 베타세포에서 인슐린 생산과 분비를 돕는 역할을 하므로 당뇨병 예방과 개선에 반드시 필요한 필수 비타민입니다. 또한 인슐린이 분비될 때는 칼슘의 자극도 필요한데, 활성형 비타민 D는 칼슘을 췌장의 베타세포로 공급하는 매우 중요한 역할을 합니다.

인체의 피부세포는 햇볕을 받으면 하루에 75마이크로그램(2000IU)의 비타민 D를 합성할 수 있습니다. 성인의 하루 필요량을 5~10마이크로그램으로 하면, 7.5~15배나 되는 양을 피부에서 직접 합성하므로 인체에 가장 효율적인 비타민입니다. 따라서 여름철에는 30분, 봄·가을에는 1시간, 겨울철에는 1시간 30분 정도 오전 햇볕에 피부를 노출할 것을 권장하고 있습니다. 선글라스와 마스크로 얼굴을 가리고 토시로 팔을 감싸고 모자를 깊이 눌러 쓴 채 하는 산책은 아무런 효과가 없으며, 선크림을 바르거나 유리창을 통과한 햇볕도 효과가 없습니다.

다른 비타민과 달리, 유일하게 인체에서 생성되는 비타민 D는 엄격히 말하면 일종의 '호르몬'이라고 할 수 있으며, 인공적으로 합성한 것은 오히려 뼈를 약화시켜 골다공증을 유발한다는 보고가 많으므로 복용에 주의해야 합니다.

비타민 D는 생선에도 많이 포함돼 있는데 풍부한 식품은 다음과 같습니다(함유량은 100그램당 마이크로그램).

- 멸치 46~53
- 연어 22~23
- 청어 22
- 까나리 21
- 뱀장어 19
- 꽁치 19
- 광어 18
- 참치 18
- 갈치 14
- 가자미 13
- 고등어 11

비타민 E

항산화 작용이 뛰어난 비타민 E는 세포막에 많이 존재하며, 세포막의 지방산이 산화되는 것을 예방해 동맥경화, 심근경색, 암 등의 발생을 촉진하는 활성산소의 폐해로부터 세포막을 보호하는 역할을 합니다. 비타민 E 역시 당뇨병 예방과 개선에 없어서는 안 되는 필수 비타민입니다. 하지만 공기와 열에 약하기 때문에 가공식품에는 대부분 상실돼 없어지므로 신경써서 섭취해야 할 영양소입니다.

튀김요리를 즐기거나 여성 호르몬제나 피임약을 복용하는 사람은 몸속의 비타민 E가 부족해지기 쉽다는 점을 기억하기 바랍니다. 성인의 하루 필요량은 6~7밀리그램으로, 대부분의 채소와 견과류에 많이 포함돼 있으며, 비타민 E가 풍부한 식품은 다음과 같습니다(함유량은 100그램당 밀리그램).

- 고추 29.8
- 아몬드 29.4
- 잣 12.3
- 땅콩 10.6
- 무청 4.9
- 호박 4.7
- 빨간피망 4.3
- 순무잎 3.3
- 쑥 3.2
- 시금치 2.6
- 부추 2.5
- 케일 2.4
- 노란피망 2.4

❷
인슐린의 재료가 되는
미네랄

비만인과 당뇨병 환자에게 가장 부족하기 쉬운 영양소는 미네랄입니다. 우리 몸은 미네랄이 부족하면 지방과 단백질 대사가 제대로 이뤄지지 않기 때문에 부족한 에너지를 보충하기 위해 탄수화물만 섭취하려고 합니다. 제가 "탄수화물 중독에서 벗어나려면 먼저 미네랄을 충분히 섭취해야 한다!"라고 미네랄의 중요성을 강조하면, 사람들은 미네랄도 비타민처럼 영양제 형태로 섭취하면 된다고 생각합니다.

비타민은 물에 녹기 쉬운 수용성으로 흡수가 잘되기 때문에 각기병에는 비타민 B₁, 괴혈병에는 비타민 C를 영양제로 섭취하면 단기간에 해결되기도 합니다. 그래서 많은 사람은 미네랄(칼슘·마그네슘·

철분·아연·망간·구리·크롬·유황·셀레늄 등)도 영양제 형태로 섭취하면 그대로 소화·흡수돼 몸에서 활용되는 것으로 알고 있습니다. 하지만 미네랄은 광물성(鑛物性)이기 때문에 물에 쉽게 녹지 않으며, 소화·흡수가 잘 안 되는 단점이 있습니다.

칼슘이 몸에 좋다고 조가비를 가루로 만들어 섭취하거나 철분이 부족하다고 쇳가루를 섭취한다고 해서 소화·흡수가 되는 것은 아닙니다. 신체가 광물성 미네랄을 흡수해 활용하기 위해서는 식물의 광합성으로 이온화돼 있어야 합니다. 이해하기 쉽게 말하면, 물처럼 녹아 전기의 성질, 즉 플러스 또는 마이너스의 성질을 띠고 있어야 흡수가 잘되는, '살아 있는 미네랄'이 되는 것입니다.

이온화돼 있지 않은 미네랄은 '죽은 미네랄'이며, 아무리 많이 섭취해도 몸속으로 흡수되지 않고 그대로 배출됩니다. 당뇨병뿐 아니라 모든 질병의 예방과 개선에 관심을 갖고 있는 사람이라면 바로 이 점에 유의해야 합니다. 당뇨병이 진행되면 많은 양의 포도당이 소변으로 배출되는데, 이와 동시에 인슐린 재료인 '칼슘·마그네슘·아연·크롬'과 같은 매우 소중한 미네랄도 함께 배출돼버립니다.

그리하여 미네랄 부족으로 항상 기운이 없어 나른해지기 쉽습니다. 당뇨병 환자의 혈액을 검사해보면 혈액 속에 칼슘·마그네슘·아연·셀레늄·크롬·망간 등 미네랄의 농도가 건강한 사람보다 매우 낮습니다. 당뇨병 환자에게 미네랄 다량 배출과 미네랄 섭취 부족이 겹치면 인슐린 분비가 제대로 되지 않을 뿐 아니라 결과적으로 혈당 수치가 급상승해 당뇨병 진행에 가속도가 붙게 됩니다.

인공적으로 가공한 미네랄은 부작용이 있으므로 단독이든 복합이든 영양제 형태로 된 것에는 상당한 주의가 필요합니다. 어떤 미네랄이든 천연의 신선한 식품 속에서 이온화돼 있어야 부작용 없이 소화·흡수가 잘되기 때문에 다른 영양소와 함께 골고루 함유된 천연식품으로 섭취하는 것이 가장 지혜로운 방법입니다.

칼슘

'칼슘'은 췌장에서 인슐린이 순조롭게 분비되도록 자극하는, 매우 중요한 미네랄입니다. 하지만 당뇨병 환자들은 너무 소홀히 여기는 경향이 있는데, 칼슘은 체중의 2퍼센트에 해당하는 약 1.2킬로그램 정도가 우리 신체를 구성하고 있을 정도로 매우 소중한 미네랄 중 하나입니다. 칼슘을 식품으로 섭취하는 것도 중요하지만, 동물성 식품을 지나치게 좋아하면 오히려 칼슘 부족으로 당뇨병을 비롯해 골다공증과 온갖 질병의 원인이 되기도 합니다.

모든 고기에는 '인(燐)'이라는 미네랄이 다량 포함돼 있는데, 칼슘과의 비율이 매우 불균형하기 때문에 문제를 일으킵니다. 예를 들어 100그램의 닭가슴살에는 '인'이 220밀리그램, '칼슘'이 3밀리그램으로 73:1의 비율로 존재합니다. 하지만 식품으로 혈액에 흡수된 '인'

과 '칼슘'은 1:1의 비율로 존재해야 제기능을 발휘할 수 있습니다. 즉, 매우 불균형한 상태인 73:1의 비율을 1:1로 조정하기 위해 부족한 칼슘을 어딘가에서 끌어와 보충해야 합니다. 이를 위해서는 칼슘의 저장 창고인 뼈와 치아에서 칼슘을 녹여내 혈액으로 공급해야 하기 때문에 고기를 지나치게 좋아하는 사람들 대부분은 골다공증에 의한 골절과 치아 손상으로 정형외과와 치과에 큰 비용을 지불하며 틀니나 임플란트로 생활하고 있는 것이 현실입니다.

또 다른 동물성 식품인 생선, 즉 꽁치 100그램에는 '인'이 180밀리그램, '칼슘'이 32밀리그램으로 약 6:1의 비율로 포함돼 있어 고기보다는 양호한 편입니다. 생선도 몸속에서 '인'과 '칼슘'의 비율을 1:1로 조정해야 하므로 뼈와 치아에서 칼슘을 녹여냅니다. 하지만 뼈째 얇게 썰어 먹는 생선회는 이러한 단점을 어느 정도 보완해 칼슘 보존에 도움이 되기 때문에 동물성 식품이 먹고 싶을 때 섭취할 것을 추천합니다.

동물성 식품이라도 '칼슘'이 '인'보다 월등하게 많은 멸치, 마른새우, 벚꽃새우 등은 안심하고 섭취해도 됩니다. 당뇨병 예방과 개선을 위해서 칼슘을 많이 섭취할 수 있는 해산물, 그중에서도 멸치·새우와 같은 작은 물고기와 해조류를 많이 먹는 것이 좋습니다. 성인 남성의 하루 필요량은 650~800밀리그램, 성인 여성은 650밀리그램으로, 칼슘이 많이 포함된 식품은 다음과 같습니다(단위는 100그램당 밀리그램).

❖ 어패류

- 마른새우 7,100
- 마른벚꽃새우 2,000
- 멸치 2,200

❖ 해조류

- 톳 1,400
- 청(靑)파래 720
- 미역 820
- 갈(褐)파래 490
- 다시마 760
- 김 280

❖ 견과류

- 참깨 1,200
- 호두 85
- 아몬드 210
- 땅콩 50
- 피스타치오 120
- 밤 30

❖ 버섯류

- 목이버섯 310
- 마른표고버섯 10

❖ 채소류

- 무말랭이 540
- 무 220
- 파 100
- 우엉 48
- 파슬리 290
- 순무 190
- 고추 74
- 양배추 43
- 박고지 250
- 유채 140
- 시금치 69
- 배추 43
- 차조기 230
- 쑥갓 120
- 부추 51
- 당근 31

마그네슘

'마그네슘'은 전 세계적으로 '당뇨병 치유의 열쇠'로 알려져 있으며, 당뇨병 예방과 개선에 매우 중요한 역할을 하는 미네랄입니다.

2004년 미국 하버드대학교 연구팀은 마그네슘 섭취가 당뇨병 개선에 어떤 영향을 미치는지 발표했습니다. 구체적으로 살펴보면 12만 명이 넘는 사람을 대상으로 한 역학조사에서 마그네슘을 많이 섭취한 그룹은 적게 섭취한 그룹보다 당뇨병 발병률이 남녀 모두 30퍼센트 이상이나 낮게 나타났으며, 하루 섭취량을 100밀리그램씩 늘릴수록 당뇨병 발병률이 15퍼센트씩 줄어들었습니다. 이렇듯 마그네슘을 많이 섭취할수록 당뇨병과는 거리가 멀어진다는 것을 알 수 있습니다.

인체의 치아와 뼈 형성에 없어서는 안 되는 영양소인 마그네슘은 몸속에서 300종류 이상의 효소에 도우미 역할을 해 에너지를 생산하고, 혈액순환과 혈압조정에 관여하며 신경의 흥분을 억제하는 등의 역할을 하는 매우 중요한 미네랄입니다.

부족하면 얼굴 및 근육에 경련이 발생하며, 매스꺼움, 구토, 무력감, 식욕부진, 취침 중 종아리가 당기는 현상 등이 나타나기 때문에 특히 당뇨병 환자가 가장 많이 섭취해야 할 영양소입니다. 가능하면 매일 해조류 반찬을 먹어 마그네슘을 보충할 것을 적극 추천합니다.

성인 남성의 하루 필요량은 320~370밀리그램, 성인 여성의 경우

는 270~290밀리그램으로 마그네슘이 많이 포함된 식품은 다음과
같습니다(단위는 100그램당 밀리그램).

❖ 해조류

- 갈파래 3,200
- 톳 620
- 청파래 1,300
- 다시마 540
- 미역 1,100
- 김 300

❖ 어패류

- 마른새우 520
- 멸치 100~230
- 마른오징어 170
- 바지락 100

❖ 견과류

- 참깨 360
- 땅콩 200
- 아몬드 270
- 호두 150
- 잣 250
- 피스타치오 120
- 캐슈너트 240
- 밤 45

❖ 콩류

- 콩(대두) 220~230
- 완두콩 120
- 팥 120
- 낫토 100

❖ 곡식류

- 옥수수 75
- 보리 25
- 현미 72
- 백미 6
- 메밀 27

❖ 버섯류

- 목이버섯 210
- 마른표고버섯 110

❖ 채소류

- 고추 190
- 차조기 71
- 생강 27
- 부추 20239
- 무말랭이 170
- 우엉 40
- 마늘 25
- 박고지 110
- 시금치 40
- 쑥갓 24
- 풋콩 72
- 누에콩 38
- 무 22

❖ 과일류

- 말린자두 40
- 건포도 31
- 금귤 19
- 아보카도 33
- 곶감 26
- 무화과 14
- 바나나 32
- 파파야 26
- 파인애플 14

아연

'아연'도 당뇨병 예방과 개선을 위해 꼭 필요한 필수 미네랄로, 아연이 부족하면 인슐린이 제대로 분비되지 않습니다. 하지만 아연은 많이 저장해둘 수 없어서 음식으로 섭취해야 합니다.

아연은 대부분의 식품에 포함돼 있지만, 식품이나 패스트푸드와 같은 가공식품 위주의 식생활을 하는 사람에게는 부족하기 쉬운 미네랄입니다. 또한 땀을 많이 흘리는 사람, 격렬한 운동을 하는 사람, 굶으며 다이어트를 하는 사람들에게도 부족할 수 있습니다.

아연이 많은 식품에는 해산물, 콩류와 견과류 및 채소류, 동물성 식품 등이 있지만, 혈액을 끈적거리게 해 신장에 부담을 주는 요소가 많은 육상 동물성 식품은 섭취하지 않는 것이 좋습니다. 성인 남성의 하루 필요량은 9~10밀리그램, 성인 여성의 경우는 7~8밀리그램으로, 아연이 많이 포함된 식품은 다음과 같습니다(단위는 100그램당 밀리그램).

❖ 어패류

| · 굴 13.2 | · 멸치 7.2 | · 정어리포 6.6 |
| · 마른오징어 5.4 | · 멍게 5.3 | |

❖ 해조류

- 김 3.7 　　　　　 · 미역 2.8 　　　　　 · 파래 2.6

❖ 견과류

- 잣 6.0 　　· 참깨 5.9 　　· 캐슈너트 5.4 　· 아몬드 4.4
- 땅콩 3.0 　　· 호두 2.6 　　· 피스타치오 2.5

크롬

　'크롬'은 탄수화물과 지방의 대사와 관련된 미네랄로, 혈당 수치를 정상으로 유지해주는 효과가 있습니다. 특히 인슐린과 밀접히 작용하기 때문에 크롬이 부족하면 인슐린 작용이 둔해지고 혈당 수치가 올라갑니다. 또한 당뇨병으로 이어지는 중성지방과 콜레스테롤 수치 감소에도 작용해 체지방 감소를 촉진하는 역할을 합니다.

　대부분의 식품에 존재하기 때문에 결핍 현상은 나타나지 않지만, 인스턴트식품과 패스트푸드와 같은 가공식품 위주의 식생활을 하는 사람에게는 부족하기 쉬운 미네랄입니다. 성인 남녀의 하루 필요량은 10마이크로그램으로 매우 적은 양입니다. 크롬이 많이 포함된 식품은 다음과 같습니다(단위는 100그램당 마이크로그램).

❖ 해조류

·청파래 41	·다시마 33	·톳 24
·미역 10	·김 6	

❖ 견과류

·호박씨 13	·아몬드 9	·참깨 4	·들깨 2

❖ 콩류

·팥 14	·콩(대두) 3

❖ 곡식류

·메밀 4	·옥수수 3	·피 2

❖ 채소류

·박고지 5	·파슬리 4	·순무 2
·우엉 2	·차조기 2	·쑥갓 2
·생강 2	·무말랭이 2	·시금치 2

셀레늄

'셀레늄'은 췌장에서 인슐린이 순조롭게 분비되도록 신호를 전달하는 역할을 하는 매우 중요한 미네랄이지만, 셀레늄에 대한 정보 부족으로 당뇨병 환자가 너무 소홀히 여기는 영양소입니다. 셀레늄이 부족하면 당뇨병 예방과 개선이 느려지고 암, 순환기 계통의 질환, 염증성 질환 등으로 이어지므로 결코 무시해서는 안 됩니다.

셀레늄은 몸속에서 생성된 과산화지질을 분해하는 효소인 '글루타치온 페록시다아제'의 중요한 성분으로, 비타민 E와 함께 세포막이 손상되지 않도록 보호하는 역할을 하며, 요오드와 함께 갑상선호르몬 생성에 필수 영양소입니다. 그리고 몸에 축적된 수은, 납, 카드뮴, 농약 성분인 비소 등의 해로운 미네랄을 배출하는 역할도 합니다.

성인 남녀의 하루 필요량은 50~70마이크로그램으로 매우 적은 양입니다. 셀레늄이 많이 포함된 식품은 다음과 같습니다(단위는 100그램당 마이크로그램).

❖ 곡식류

·밀 54	·메밀 24	·귀리 18

❖ 콩류

·렌즈콩 54	·콩(대두) 28	·낫토 16	·완두콩 11

❖ 견과류

- 해바라기씨 95
- 참깨 43
- 캐슈너트 27
- 땅콩 20
- 호박씨 5

❖ 채소류

- 고추냉이 9
- 생강 6
- 시금치 3
- 브로콜리 2

❖ 과일류

- 멜론 2

❖ 해조류

- 김 9
- 미역 8
- 파래 7
- 톳 5

❖ 어패류

- 아귀 200
- 명란젓 130
- 가자미 110
- 참치 110
- (가을)가다랭이 100
- 대게 97
- 황다랭이 74
- 굴 67
- 방어 57
- 멸치 40
- 해삼 37
- 바지락 38
- 큰가리비 20
- 소라 19

망간

　'망간'은 간·신장·모발에 많이 존재하며, 뼈의 발육 촉진과 탄수화물의 소화와 흡수에 관련된 효소에 매우 중요한 도우미입니다. 이외에도 갑상선호르몬 기능과 관련된 효소를 비롯한 다양한 효소의 도우미 역할도 합니다.

　또한 세포를 산화시키는 무서운 활성산소를 없애는 항산화효소인 '슈퍼옥시드 디스무타아제(SOD)'의 재료가 되므로 당뇨병 환자에게 절대적으로 필요한 영양소입니다.

　성인의 하루 필요량은 3.5~4.5밀리그램으로 매우 적은 양입니다. 망간이 많이 포함된 식품은 다음과 같습니다(단위는 100그램당 밀리그램).

❖ 해조류

　· 갈파래 17.0　　　　　· 청파래 13.0

❖ 어패류

　· 마른새우 3.9　　　　　· 바지락 1.5

❖ 곡식류

　· 현미 1.0　　　　　· 율무 0.8

❖ 콩류

- 콩(대두) 1.9
- 완두콩 1.0
- 낫토 1.0

❖ 견과류

- 호두 3.4
- 참깨 2.5
- 밤 1.6

❖ 버섯류

- 목이버섯 6.2
- 마른표고버섯 0.9
- 송이버섯 0.1

❖ 채소류

- 생강 5.0
- 차조기 2.0
- 박고지 1.6
- 미나리 1. 3
- 고추 1.1

위에서 살펴본 바와 같이 당뇨병 예방과 개선에 필요한 대부분의 미네랄은 견과류와 해산물인 해조류·생선에 많이 포함돼 있습니다. 따라서 하루도 빠짐없이 해산물을 섭취할 것을 적극 권합니다.

그리고 광물성을 살아 있는 미네랄, 즉 이온화된 미네랄로 만들어 흡수되게 하기 위해서는 소장(小腸)과 대장(大腸)의 건강, 그곳에 살고 있는 유산균과 비피두스균의 역할이 무엇보다 중요한 요소가 됩니다. 이러한 세균들이 비타민 B군을 만들어 공급하고, 미네랄을 우리 몸에 흡수되기 쉬운 형태로 만들어주고 있으므로 우리 입맛에 맞는 음식이 아니라 소화기관에 살고 있는 세균들이 좋아하는 음식을 선택해 섭취해야 한다는 것을 명심해야 합니다.

7부

당뇨병 예방과
개선을 위한
Q&A

본문에서 다룬 내용에 최신 정보를

추가해 당뇨병에 대한 궁금한 점을

일목요연하게 복습할 수 있도록 Q&A

형태로 구성했습니다.

특히 숨어 있는 당뇨병을 발견하려면 어떻게

해야 하는지, 고혈당 예방과 개선을 위해 반드시

해야 할 일은 무엇인지, 그리고 어떤 음식을 선택해

섭취해야 하는지를 정리했습니다.

Q1 당뇨병 예방을 위해 제일 먼저 해야 할 것은?

A '식후 혈당 체크'와 '당화혈색소 검사'가 1순위다.

정기검진에서는 공복 혈당을 기준으로 당뇨병이 의심되면 '경구당부하 검사'를 권하고 있지만, 공복 혈당과 경구당부하 검사만으로는 숨어 있는 당뇨병을 발견할 수 없습니다. '소리 없이 다가오는 살인마'라고 불리는 당뇨병을 발견하려면 '당화혈색소 검사'와 식후 1시간과 2시간째의 혈당 수치를 체크해야 합니다.

의사들이 당화혈색소 검사를 중요시하는 이유는 적혈구의 수명이 보통 100~120일 정도이므로 120일의 절반인 60일을 기준으로 과거 60일 동안의 혈당 조절 상태와 미래의 상황을 예측할 수 있기 때문입니다. 그리고 식후 혈당 수치는 식후 1시간째 피크에 달했다가 2시간째 어느 정도로 내려갔는지를 확인하기 위해서입니다. 식후 혈당 수치가 160mg/dℓ을 초과하면 혈액 속에 지나치게 많은 포도당 때문에 혈관에 상처가 나기 시작해 동맥경화증으로 진행될 수 있으니 반드시 체크해야 합니다.

일부에서는 160mg/dℓ 정도의 수치는 괜찮다고 주장하지만, 유리창에 끊임없이 모래를 뿌리면 미세한 상처가 나는 것처럼 혈관에도 과잉의 포도당이 계속 충돌하면 상처가 나고, 이어서 다른 질병으로 진행됩니다. 따라서 식후 1시간과 2시간째의 혈당 수치가 160mg/dℓ 이상이면 식생활을 과감하게 전환해 당뇨병 예방에 힘써야 합니다.

식후 고혈당 → 모세혈관에 상처가 나기 시작 → 모세혈관에 염증과 경화증이 발생 → 모세혈관이 좁아지기 시작 → 모세혈관이 막힘 → 각 세포로 영양 공급이 중단 → 각 장기에 이상이 발생 → 췌장에도 이상이 발생 → 인슐린 생성이 잘 안 됨 → 당뇨병으로 진행

식후 고혈당 → 모세혈관에 상처가 나기 시작 → 모세혈관에 염증과 경화증이 발생 → 모세혈관이 좁아지기 시작 → 모세혈관이 막힘 → 각 세포로 포도당 흡수가 안 됨 → 고혈당으로 진행 → 당뇨병으로 진행

Q2 식후 고혈당을 예방하려면?
A 먹는 순서를 바꾸고 간식을 먹지 않는다.

당뇨병 환자와 경계형에 속한 사람이 가장 신경써야 할 것은 식후 고혈당입니다. 식후에 혈당 수치가 160mg/dℓ을 초과하면 모세혈관에 상처를 내기 때문에 반드시 당뇨병과 함께 다른 질병까지 진행됩니다. 식후 고혈당을 예방하는 데 도움이 되도록 간단히 정리했으므로 참고하기 바랍니다.

❖ **먹는 순서를 바꾼다**

대부분의 사람이 식사할 때 먼저 밥을 떠서 입에 넣고 그다음 반찬

과 함께 씹으면서 국을 먹습니다. 하지만 식후의 고혈당이 신경쓰인다면 식전에 채소주스 또는 과일과 채소를 혼합해 만든 샐러드를 먼저 먹고, 이어서 반찬, 그다음에 밥의 순서로 먹는 것이 좋습니다.

채소나 샐러드의 수용성 식이섬유는 끈적거리는 성질 때문에 영양소를 붙잡아두는 성질이 있어 식후 혈당이나 중성지방의 수치가 갑자기 올라가는 것을 방지하는 효과가 있습니다. 또한 날것의 채소에는 소화효소가 다량 포함돼 있으므로 동물성 단백질까지도 소화가 잘되는 것을 경험할 수 있습니다. 이러한 식사 방법이 많은 의사가 권하는 식이요법입니다.

❖ 끈적거리는 식품을 먹는다

수용성 식이섬유가 많은 채소류와 해조류를 섭취하는 것입니다. 미역, 톳, 다시마와 같은 해조류에는 끈적거리는 물질인 '알긴산'이 많아 혈당 수치가 갑자기 올라가는 것을 방지하는 역할은 물론, 콜레스테롤의 흡수까지도 늦추는 역할을 합니다.

해조류 외에도 마, 더덕, 연근, 아욱, 토란과 같은 식품에는 끈적거리는 성분인 '무틴'이 많이 포함돼 있습니다. 무틴은 해조류의 식이섬유 알긴산처럼 탄수화물을 비롯한 각종 영양소가 한꺼번에 흡수되지 않도록 붙잡아두는 역할을 하므로 혈당 수치의 급상승을 예방해 식후 고혈당 관리에 안성맞춤입니다. 무틴은 열에 약하기 때문에 가능하면 날것으로 조리해 먹을 것을 권합니다.

❖ 등푸른생선을 먹는다

육상 동물과 물고기는 체온에서 많은 차이가 납니다. 소·돼지·양·닭과 같은 육상 동물의 체온은 섭씨 39~41도인 반면, 물고기인 참치는 종류에 따라 체온이 대개 21~25도, 연어는 수온+1도, 그리고 대부분의 물고기는 수온과 거의 같은 온도입니다.

따라서 육상 동물의 기름은 그들보다 체온이 낮은 사람(36.5도)의 몸에 들어오면 굳어지는 성질이 있어 혈관에 쌓이거나 막히므로 식후 고혈당으로 고민하는 사람은 섭취해서는 안 됩니다. 반면 생선기름은 그들보다 체온이 높은 사람의 몸에 들어와도 굳지 않습니다.

❖ 간식을 먹지 않는다

당뇨병 예비군 단계에 속해 있으면 뭔가 달콤한 것이 자꾸 먹고 싶어집니다. 간식 때마다 "과자나 떡을 조금씩 먹는 것은 괜찮겠지!"라고 생각하며 탄수화물 위주의 식품을 먹으면 온종일 혈당 수치가 높은 상태로 유지될 뿐 아니라 혈중 인슐린 수치도 높게 유지됩니다. 예를 들어, 아침 7시에 식사를 하고 10시 전후로 간식, 또 오후 3시와 10시에 간식을 하면 혈당 수치는 하루에 6회나 올라가게 됩니다. 아침, 점심, 저녁에 식사할 때마다 혈당 수치가 올라갔다가 내려올 즈음에 또다시 간식을 하면 엎친 데 덮친 격으로 계속 올라가기만 하고, 인슐린도 덩달아 온종일 분비돼 고인슐린혈증 상태가 되므로 여러 가지 문제가 발생합니다.

따라서 간식이 먹고 싶을 때는 허브차나 오이·토마토와 같은 채소류, 가능하다면 채소주스나 샐러드를 먹는 것이 좋습니다. 오이에는 지방분해효소인 '포스포리파아제(포스폴리페이스)', 토마토와 채소에는 각종 항산화물질이 다량 포함돼 있어 체중 감소에 매우 유익합니다. 참고로 볶은 아몬드, 해바라기씨, 호박씨, 호두, 피스타치오, 잣과 같은 견과류는 탄수화물 함유량이 20퍼센트 이하이므로 샐러드와 같이 당뇨병 환자도 안심하고 먹을 수 있습니다.

Q3 당뇨병 예방과 개선을 위한 식단은?

A 가능하면 탄수화물을 줄이고 식이섬유를 늘려라.

당뇨병 환자와 예비군이 탄수화물을 적게 섭취하는 방법으로 주식은 '발아현미(20)+잡곡(10)+돼지감자나 고구마(20)+콩(50)', 또는 '발아현미(20)+잡곡(10)+보리(20)+콩(50)'의 비율로 섭취할 것을 권합니다. 특히 콩에는 탄수화물, 지방, 단백질이 이상적인 비율로 포함돼 있어 많이 섭취할수록 암을 비롯해 골다공증이 예방됩니다. 골절은 갱년기가 지난 대부분의 여성에게 발생하는데, 여성과 남성의 골절 비율은 2.3 : 1입니다. 콩은 뼈 건강을 위해서도 반드시 섭취해야 할 식품입니다. 그리고 제가 콩을 많이 섭취할 것을 권하는 데는 미국의 '책임 있는 의학을 위한 의사 위원회'라는 양심적인 단체의 권고에 따른 것입니다. 식단은 다음 그림과 같습니다.

‖ 미국의 '책임 있는 의학을 위한 의사 위원회' 권고 식단

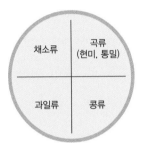

이곳에서 제시하는 식단에는 곡류, 콩류, 채소류, 과일이 각각 4분의 1씩 차지하고 있습니다. 식이섬유가 풍부한 채소와 과일이 50퍼센트에 해당하는데, 탄수화물은 25퍼센트에 불과합니다. 탄수화물을 매우 적게 권장하는 것은 탄수화물의 과다 섭취가 건강에 이롭지 않다는 것을 잘 알고 있기 때문입니다. 건강한 사람이 이 단체의 권고에 따라 식생활을 했을 경우, 대부분의 공복 혈당은 100mg/dℓ 이하, 식사 1시간 후의 혈당은 110~120mg/dℓ 전후에 머물렀습니다.

콩에는 당뇨병 예방과 개선에 도움이 되는 양질의 지방, 단백질, 식이섬유를 비롯해 항산화물질인 이소플라본, 사포닌, 레시틴, 에쿠올이 포함돼 있으므로 식이섬유가 전혀 없는 고기와는 비교가 안 될 정도로 우리의 건강을 책임지는 '완전식품'이라 할 수 있습니다.

또한 반찬에 해조류가 하루도 빠지지 않고 등장하도록 해야 하는

이유는 인슐린 재료인 칼슘·마그네슘·아연·크롬과 같은 미네랄이 풍부하게 포함돼 있기 때문입니다.

"비타민 부족은 특정한 질병을 일으키지만, 미네랄 부족은 목숨을 빼앗아간다"는 말이 있습니다. 비타민은 신체를 구성하고 있지 않지만, 미네랄은 신체의 4퍼센트를 차지할 정도로 매우 소중한 물질이라는 것을 꼭 기억해야 합니다.

Q4 고단백질 위주의 식사는 괜찮은가?

A 이누이트는 당뇨병은 없지만, 평균 수명이 40세밖에 안 된다.

당뇨병 환자에게 탄수화물은 고혈당의 주된 원인이라 해서 무조건 멀리할 것을 권장합니다. 한 사례로 이누이트(에스키모)는 탄수화물을 거의 섭취하지 않고 주로 물고기와 바다표범·고래·순록 등의 동물성 식품을 섭취하고, 식물성 식품은 여름철에만 나는 야생 딸기 등에 한정돼 있음에도 당뇨병 환자가 거의 없는 것으로 유명합니다. 이러한 이유로 일부에서는 당뇨병 환자의 혈당 수치 관리에 이누이트처럼 주로 동물성 단백질을 많이 섭취하고 탄수화물은 거의 섭취하지 않도록 합니다.

이러한 식생활은 혈당 수치 상승은 거의 발생하지 않습니다. 하지만 이누이트의 평균 수명이 40세라는 점은 무시한 채 이들의 식생활만을 고집하는 것은 영양학적·생리학적으로 매우 불합리합니다.

그 이유는 고기를 지나치게 좋아하는 사람은 자연히 골다공증으로 진행돼 살짝 넘어지기만 해도 골절되며, 골프 연습장에서 몸을 비틀며 골프채만 휘둘러도 늑골에 골절이 발생합니다. 또한 치아는 거의 틀니나 임플란트로 대신하게 됩니다.

왜 이러한 현상이 발생하는 것일까요? 음식으로 섭취한 칼슘은 뼈에 자유롭게 저장되거나 빠져나오기도 합니다. 하지만 동물성 단백질 위주의 식사 때문에 뼈에서 녹아 나온 칼슘은 본래의 위치로 되돌아가지 않게 돼 골다공증이 발생하고, 신체 곳곳에서 뭉치는 석회화(石灰化, calcification) 현상을 일으켜, 담석증, 신장결석, 방광결석, 요로결석 등의 질환이 발생합니다.

당뇨병 환자나 예비군에 속한 사람이라면 이누이트처럼 동물성 식품 위주의 극단적인 식생활을 할 것인지, 최신 홀리스틱 영양학에 근거한 식물성 식품 위주의 균형 잡힌 식생활을 할 것인지를 선택해야 할 기로에 서 있습니다.

Q5 동물성 식품의 콜레스테롤을 반드시 섭취해야 하는가?
A 콜레스테롤은 굳이 섭취하지 않아도 된다.

당뇨병 환자나 예비군이 혈당 수치를 관리하기 위해 극단적으로 탄수화물을 줄이고 동물성 식품만 섭취하면 효과는 금세 나타납니다. 하지만 콜레스테롤 수치는 오히려 더 증가해 각종 혈관질환을 일으킵니다.

신체의 기본 단위인 세포는 세포막으로 둘러싸여 있습니다. 세포막은 콜레스테롤이 없으면 형성되지 않지만, 신체의 필요에 따라 합성되므로 굳이 섭취하지 않아도 되는 물질입니다. 보통 콜레스테롤은 간에서 70~80퍼센트 생성되는데, 음식으로 20~30퍼센트 더 흡수하고 있는 것입니다. 따라서 콜레스테롤이 많이 포함된 동물성 식품까지 다량으로 섭취하면 엎친 데 덮친 격으로 콜레스테롤 수치가 필요 이상 증가합니다.

과잉 상태의 콜레스테롤은 혈관 내벽에 들러붙는 성질이 있습니다. 마치 수도관이 녹이 슬어 좁아진 것처럼 혈관이 좁아지면 동맥경화와 고혈압을 일으키는 원인 물질 중 하나가 됩니다. 하지만 식이섬유가 풍부한 식물성 식품은 콜레스테롤 수치를 낮추는 역할을 합니다.

음식으로 섭취한 지방을 분해할 때 비누처럼 유화제(乳化劑) 역할을 하는 것이 담즙인데, 담즙은 콜레스테롤을 재료로 해 간에서 생성됩니다. 쓸개에 저장됐다가 십이지장으로 분비돼 소장에서 지방의 소화 · 흡수에 관여한 후 자신의 역할이 끝나면 재흡수돼 간으로 되돌아가거나 대변과 함께 배출되기도 합니다. 그런데 식이섬유가 풍부한 음식을 섭취하면, 섬유질이 콜레스테롤을 흡수해 대변과 함께 배출시켜버리므로 몸속에서의 콜레스테롤 수치는 자연스럽게 줄어듭니다.

Q6 단식요법을 권하는 이유는?

A 세포 속의 노폐물을 배출하기 위해서이다.

단식요법을 하면 새로 교체되는 세포가 노폐물 없이 깨끗한 세포로 탈바꿈해 완전히 다른 모습으로 태어난다는 것은 누에와 올챙이의 사례로 알 수 있습니다.

누에는 뽕잎을 먹으면서 자라는 과정에 여러 번 허물을 벗으며 성장하는데, 허물을 벗을 때마다 단식하며 활동을 정지하다가 결국 고치 속에서 실을 뽑아 누에고치를 만들어냅니다.

올챙이는 개구리로 변신하기 며칠 전부터 먹이를 일절 먹지 않고 완전 단식을 하는데, 단식 기간에 다리가 뻗어 나오고 꼬리는 없어지면서 개구리로 변신합니다. 이러한 변화를 신기하게 여긴 학자가 올챙이에게 금식 기간을 허락하지 않고 줄곧 먹이만 공급했더니, 올챙이 상태 그대로 있었다는 보고도 있습니다.

『기적이 일어나는 반일 단식』(2001년 출판)을 비롯한 단식에 관한 수많은 자료에는 단식을 하면 노폐물에 해당하는 독소가 배출돼 혈액이 깨끗해지며 새로 교체되는 세포가 건강하게 태어나 면역력이 향상된다고 합니다. 그래서 당뇨병뿐 아니라 원인을 알 수 없던 각종 질환까지도 치유되면서 신체에 다음과 같은 변화가 일어난다고 알려줍니다.

| 당뇨병 걱정 없이 건강하게 사는 법
260

- 체질이 바뀐다
- 기분이 좋아진다
- 머리가 맑아진다
- 스태미나가 넘친다
- 면역력이 향상된다
- 감각 기능이 향상된다
- 체지방이 감소해 체중이 감소한다
- 정체된 대변이 배출돼 허리가 가늘어진다
- 콜레스테롤·중성지방·혈당 수치가 내려간다
- 혈액이 깨끗해지고 뾰루지 같은 것이 사라진다

당뇨병의 진짜 원인은 세포 속에 쌓인 노폐물, 혈액순환을 방해하는 동맥경화, 모세혈관이 막히거나 터져 영양이 공급되지 않는 것입니다.

당뇨병의 근본 원인인 세포 속의 노폐물을 배출하기 위한 단식요법은 당뇨병 예방과 개선에 도움을 주는 것이 사실입니다. 하지만 특정 기간 아무것도 먹지 않는 단식을 하면 혈액이 산성 쪽으로 기울어 문제가 발생하기 때문에 단식 전문병원이나 단식원을 이용하는 것이 좋습니다. 더욱이 혈당 강하제 약을 복용하는 환자가 단식을 하면 저혈당이 발생하므로 반드시 의사의 지도를 받아야 합니다.

그러나 경계형(당뇨병 예비군)으로서 약물을 복용하지 않는 경우라면 다음 방법 중에서 자신에게 알맞은 것을 선택해 탄수화물 섭취량을 최소한으로 줄이는 간헐적 단식으로 혈당 수치를 낮추는 것이 좋습니다.

- 1주일에 하루는 샐러드만 먹는 '1일 단식'을 한다
- 아침은 식사 대신 채소주스 또는 샐러드만 먹는다
- 점심만 밥을 먹고 아침과 저녁은 신선한 채소주스나 샐러드+과일로 대신한다

위와 같은 방법 중에서 온종일 밥을 먹지 않는 것은 '1일 단식', 저녁 식사를 한 후 다음 날 아침에 밥을 먹지 않는 것은 '하프 단식', 하루 한 끼만 밥을 먹는 것은 '하루 두 끼 단식'이라고 합니다. 비만이나 대사증후군인 경우에는 점심 한 끼만 밥을 먹고 두 끼는 신선한 채소주스나 샐러드를 먹으면 체중, 혈당, 콜레스테롤, 중성지방까지 감소하며 건강이 좋아진다는 것을 확인할 수 있습니다.

Q7 반신욕과 원적외선 사우나는 어떻게 하는 것이 좋은가?
A 처음 한다면 주의해야 할 점이 있다.

몸을 따뜻하게 해 기초 체온을 높여주는 반신욕이나 원적외선 사

우나가 면역력 향상, 당뇨병 예방과 개선에도 좋다는 것은 이미 언급한 적이 있습니다. 여기서는 방법을 이야기하고자 합니다. 하지만 반신욕과 원적외선 사우나가 건강에 좋다고 무리하게 하다가 오히려 건강을 해친 사람도 있으므로 발에 괴저가 발생한 당뇨병 환자는 담당 의사와 상의하는 것이 좋습니다.

❖ 반신욕을 할 경우

❶ 물의 온도는 섭씨 41~42도로 한다

❷ 미리 500밀리리터 정도의 물을 마신다

❸ 물에 잠길 때는 명치 부분까지 잠기게 한다

❹ 땀이 날 때까지 대략 20~30분 정도가 좋다

❺ 어깨와 목덜미에 타월을 얹어 차가운 공기를 차단한다

❻ 끝난 후, 따뜻한 욕실에서 몸을 씻거나 머리를 감으며 20~30분 동안 보온한다

❼ 끝난 후, 미지근한 물이나 따뜻한 차로 갈증을 해소한다. 차가운 음료수는 절대 금물이다.

섭씨 40도 미만의 미지근한 물로는 면역력을 높이는 물질인 '열 충격 단백질(Heat Shock Protein)'이 생성되지 않으므로 대중목욕탕이든 개인 목욕탕이든 반드시 41~42도가 되도록 해야 합니다. 건강에 이상 징후가 있거나 이제까지 한 번도 경험해보지 않은 사람에게는 거부

반응이 나타나기 때문에 5분도 견디기 힘들 수 있습니다. 이러한 경우에는 7~10분 정도 하고, 1분 정도 쉬었다가 다시 10분 정도씩 해 목표 시간 20~30분을 채우도록 합니다. 여러 번 반복해 익숙해지면 거뜬히 할 수 있습니다. 반신욕을 하는 동안에 즐거운 생각을 하거나 음악을 들으면 30분도 매우 짧게 느껴집니다.

당뇨병을 앓고 있거나 거동이 불편한 노인이라면 곁에서 도와주는 사람이 있어야 합니다. 당뇨병 환자는 온도계가 없으면 당뇨 합병증인 신경성 장애로 물의 온도를 제대로 파악하지 못하는 경우가 있고, 거동이 불편한 노인은 미끄러지거나 넘어지면 크게 다치므로 상당한 주의가 필요합니다.

반신욕을 할 때는 수돗물보다는 온천수나 광천수(鑛泉水, 생수) 사용을 추천합니다. 강물과 댐에 저장된 물을 이용하는 수돗물에는 잡균을 없애기 위한 화학약품인 염소와 몸에 흡수되면 안 되는 물질이 포함돼 있습니다. 게르마늄이 함유된 광천수나 온천수로 반신욕을 하면 노폐물이 쉽게 빠져나오며, 몸에 이로운 게르마늄이 흡수되므로 일석이조의 효과를 얻을 수 있습니다.

❖ 원적외선 사우나를 할 경우

❶ 미리 500밀리리터 정도의 물을 마신다

❷ 사우나의 최적 온도는 섭씨 41~42로 한다

❸ 앉아 있기가 불편하면 누워서 해도 상관없다

❹ 사우나는 땀이 날 때까지 20~30분 정도가 좋다

❺ 사우나가 끝나면 30분 정도 따뜻하게 보온해야 한다

❻ 흘린 땀은 가능하면 보온이 끝난 후 온수로 씻는 것이 좋다

❼ 사우나가 끝난 후 목이 마르면 차가운 음료수 대신 따뜻한 차를 마신다

온열요법으로 땀이 흐른다는 것은 몸속의 체온이 38~39도로 올라갔다는 증거이므로 반신욕이든 원적외선 사우나이든 끝난 후에는 반드시 보온을 해야 합니다. 체온이 38~39도 정도로 올라간 상태에서 차가운 맥주나 음료수를 마시면 입에서는 시원함을 느끼지만, 신체는 엄청난 자극과 스트레스를 받게 되므로 절대로 해서는 안됩니다. 차라리 온열요법을 시행하지 않는 것이 좋습니다.

면역력을 높이는 온열요법의 효과는 3~4일 정도 유지되므로 건강한 사람이라면 1주일에 한두 번만 해도 됩니다. 하지만 소장이나 대장의 면역력을 높이기 위해서는 먼저 식생활을 식물성 식품 위주로 전환하고 2~3일에 한 번씩 할 것을 권합니다. 그러면 내장 기관이 튼튼해지는 것은 물론, 피부가 눈에 띄게 촉촉해져 화장이 잘되며 주변 사람들에게 얼굴에서 빛이 난다는 말을 듣게 될 것입니다.

질병을 치유하기 위해서는 다양한 영양소를 골고루 섭취해야 하는데, 당뇨병이 생기면 비타민과 미네랄의 흡수 능력이 떨어지므로 당뇨병 환자와 예비군은 비타민과 미네랄 섭취에 신경써야 합니다. 당뇨병으로 고생하는 사람들의 과거의 식생활을 조사해보면 한결같이 대부분 식이섬유, 비타민, 미네랄을 중요시하지 않았다는 것을 알 수 있습니다. 우리가 음식으로 당뇨병 예방과 개선에 필요한 영양소를 흡수하려면 다음과 같은 과정을 거쳐야 합니다.

각종 음식 섭취 → 입으로 씹어서 잘게 부숨 → 위장에서 대충 소화시킴 → 십이지장과 소장에서 소화효소의 힘을 빌려 바둑알처럼 낱개로 분리 → 소장의 세포를 통해 혈액으로 흡수 → 혈액순환에 의해 각 세포로 영양소 공급

이러한 과정을 거쳐 영양소가 흡수되는 데는 꽤 오랜 시간이 걸리고 에너지도 많이 소모됩니다. 하지만 각종 영양소가 풍부한 채소를 주스로 만들어 마시면 위장에서 소장으로 옮겨가는 데 불과 10분 정도밖에 걸리지 않습니다. 신속하게 각 세포로 영양소가 공급되므로 비타민과 미네랄 섭취에 가장 좋은 방법은 채소주스를 마시는 것입

니다.

　당뇨병 환자에게 신선한 채소주스가 좋은 이유는 각 세포에 영양소를 공급하고 나면 순수한 물이 되고, 각종 노폐물을 흡수해 배출하는 성질이 있습니다. 그런데 영양학을 전혀 모르는 사람들은 채소주스를 농축음식으로 잘못 이해하는 경우가 있는데 '농축음식'이란 액체 식품에서 수분을 제거해 성분 농도를 높인 것으로 알약 형태의 건강보조식품을 가리키는 말입니다.

　당뇨병 예방과 개선을 위해 채소주스를 권하는 데는 또 다른 이유가 있습니다. 예를 들어 산성비도 내리지 않고 퇴비로 농사를 짓던 1960년대의 시금치와 산성비가 내리는 환경에서 비료로 농사를 짓는 요즘 시금치에는 영양소 함유량이 다릅니다. 구체적으로 언급하면, 오늘날의 시금치에 포함된 영양소는 과거의 시금치에 비해 20분의 1 정도밖에 되지 않습니다. 즉, 과거의 시금치 한 단에 포함된 영양소를 섭취하려면 20단의 시금치가 필요하다는 것입니다.

　과일도 마찬가지입니다. 미국의 유기농학자인 '오거스투스 더닝' 박사는 2011년 미국의 유명한 과학잡지 〈사이언티픽 아메리칸〉에 1950년에 재배한 사과 1개의 철분 함유량이 4.3~4.4밀리그램이었는데, 48년 후인 1998년에는 0.17~0.18밀리그램으로 대폭 감소했다는 연구 결과를 발표했습니다. 과거 사과 1개에 포함된 철분을 섭취하려면, 26개나 되는 사과를 먹어야 한다는 뜻입니다. 겉보기에는 똑같지만 과거의 사과와 지금 사과의 영양소 함유량은 하늘과 땅만

큼이나 차이가 나는 것입니다.

이러한 상황을 고려할 때 오늘날의 채소와 과일은 쭉정이만 먹고 있다는 것이므로 가능하면 채소이든 과일이든 주스로 만들어 많이 마셔야 합니다.

당뇨병 예비군인데도 약물을 복용하지 않는 주변 사람들에게 주스의 장점을 인식하고 아침에 식사 대신 채소주스를 꾸준히 마시도록 조언한 결과, 대부분 공복 혈당 수치와 당화혈색소 비율이 많이 내려갔다는 말을 듣고 있습니다. 당뇨약을 복용하지 않는 사람이라면 아침 식사를 하지 않아도 저혈당이 될 염려가 없으므로 실제로 테스트해볼 수 있습니다. 혈당 강하제 약물을 복용하고 있는데 아침을 굶고 주스만 마시면 저혈당을 일으킬 수 있지만, 매일 아침 주스를 마신 후 식사를 하면 식후 혈당 수치 개선과 질 좋은 영양소 공급에 많은 도움이 됩니다.

> **Q9 당뇨병 환자에게는 어떤 주스가 좋은가?**
> **A 양배추+비트+브로콜리+오이, 또는 토마토 주스를 추천한다.**

인류 최초로 녹즙기를 개발해 신선한 채소 및 과일주스를 즐기며 100세까지 생존한 '노먼 워커' 박사가 저술한 『Water Can Undermine Your Health/Norman W. Walk』(1974년 출판)에서는 당뇨병 걱정 없이 건강하게 살기 위해서는 다음과 같이 하라고 조언하고 있습니다.

- 적정 체중을 유지하라
- 매일 30분 이상 걷기운동을 하라
- 몸을 정화해주는 좋은 물을 마셔라
- 건강을 해치는 음식을 멀리할 용기를 가져라
- 건강의 90퍼센트를 책임지는 장(腸)을 항상 깨끗하게 유지하라
- 질병의 근원인 비관주의는 멀리하고 항상 긍정적으로 웃고 생활하라
- 면역 계통을 최고의 수준으로 유지하기 위해서 꾸준히 채소주스를 마셔라

'양배추'는 미국 국립암연구소가 항암 식품 1순위에 포함시킬 정도로 항암 효과가 뛰어난 식품입니다. 2008년 8월 14일 일본 후생노동성(보건복지부) 연구팀은 "양배추를 비롯해 각종 채소와 과일을 일상적으로 섭취하면 흡연·음주 습관이 있어도 식도암에 걸릴 확률이 3분의 1로 저하된다"라고 발표했습니다. 만두에 양배추를 넣지 않으면 쉽게 맛이 변하는데, 이는 양배추에 항산화물질이 풍부하다는 증거입니다.

양배추와 브로콜리에 포함된 '비타민 U(카베진)'라는 물질은 위장에서의 위산 과다 분비를 억제하며, 몸속에서 단백질 합성을 촉진해 소

화기 계통(위장, 십이지장)의 궤양 억제 및 점막 수리와 복구에 뛰어난 역할을 합니다. 유럽에서는 이런 양배추를 가리켜 '서민들의 의사'라고 합니다.

'비트'는 혈액의 적혈구를 만들어주고 혈액을 조절하는 식품으로 알려져 있습니다. 헤모글로빈 수치가 낮아 수술 날짜가 연기된 사람이 비트즙을 마셨더니 헤모글로빈 수치가 올라가 무사히 수술을 마쳤다는 이야기는 종종 들을 수 있습니다.

'오이'에는 '포스포리파아제(포스폴리페이스)'라는 지방분해효소가 많아 당뇨병 환자의 고민거리인 체지방을 감소하는 데 많은 도움을 줍니다.

노폐물과 독소가 많이 쌓인 사람이 '당근'이 들어간 주스를 처음 마시면 갑자기 피부가 황달에 걸린 사람처럼 노랗게 변해 당근에 포함된 '카로틴'이 피부로 배출된 것이 아닌지 걱정하기도 합니다. 사실은 몸속의 독소가 당근 주스의 영향으로 갑자기 녹아 나오는데 이것이 대변과 소변으로 제대로 배출되지 못하기 때문에 림프액을 이용해 피부의 모공으로 운반돼 배출되는 것입니다. 쓸개와 간에 쌓인 독소가 완전히 배출되면 피부의 변색은 금방 사라지므로 안심해도 됩니다.

건강한 사람은 과일을 많이 먹어도 당뇨병에 걸릴 확률이 매우 낮습니다. 하지만 당뇨병 환자가 가장 고통스러운 것은 먹고 싶은 음식을 실컷 먹지 못한다는 것인데, 그중에는 과일도 포함됩니다. 특히 제철 과일은 건강을 위해서라도 먹어야 하는데, 혈당 조절을 방해하지 않으면서 몸에 좋은 과일도 선택해 먹어야 하는 번거로움이 있습니다.

당뇨병 예방과 개선을 위해서는 메론, 바나나, 복숭아, 수박처럼 부드럽고 물렁한 과일보다 배, 사과, 아보카도, 참외, 천도복숭아처럼 단단한 과일을 채소와 함께 샐러드로 먹는 것이 좋습니다. 부드럽고 물렁한 과일은 섬유질이 연하게 조직돼 있어 혈당 수치를 쉽게 높이는 반면, 단단하고 딱딱한 과육을 가진 과일은 섬유질의 세포 조직이 질기고 촘촘하게 이뤄져 있어 소화·흡수 과정이 느리기 때문에 혈당 수치가 급격히 올라가는 것을 막는 효과가 있습니다.

하지만 딱딱한 과일이라도 섬유질을 잘게 갈면 당 성분이 쉽게 빠져나와 그냥 섭취했을 때보다 혈당을 더욱더 빠르게 높이므로 주스나 즙으로 마시는 것보다는 섬유질이 풍부한 샐러드와 함께, 식사하기 전에 먹는 것이 좋습니다. 당도(糖度)는 나라와 지역에 따라 다르지만 당뇨병 환자가 먹을 수 있는 양은 다음과 같습니다.

▮ 과일에 포함된 당류 비율

종류	100그램당 당류(그램)	1회 먹는 양
감	14.3	1/2개
귤	11.0	1개
그레이프후르츠	9.0	1/2개
딸기	7.1	5개
레몬	7.6	1/2개
메론	9.8	1/4개
무화과	12.4	1개
바나나	21.4	1개
배	10.4	1/2개
복숭아(백도)	9.0	1개
비파	9.0	5개
사과	13.3	1/2개(중간 크기)
수박	9.2	1/16개
아보카도	0.9	1개
체리	14.6	10개
키위	11.0	1개
파인애플	11.9	1/6개
파파야	7.3	1/2개
포도	18.1	1/2송이
한라봉	12.7	1개

위에 당뇨병 전문의들이 정한 1회 먹는 과일의 양은 샐러드와 함께 먹는다면, 제시한 것보다 많이 먹어도 됩니다.

미국의 '제임스 앤더슨' 박사는 '식습관과 당뇨병에 관한 연구'로 널리 알려진 인물입니다. 앤더슨 박사는 식생활 변경만으로도 당뇨병과 밀접한 관련이 있는 콜레스테롤 수치가 현저하게 개선된 사례를 발표했는데, 그 내용은 다음과 같습니다.

Ⅰ 제1형 당뇨병 환자 14명

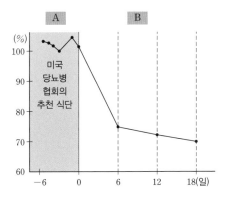

위의 도표에서 A 부분은 미국당뇨병협회가 추천하는 식사, B 부분은 앤더슨 박사가 추천하는 식물성 위주의 식사를 했을 때의 콜레스테롤 수치의 변화를 나타낸 것으로, 식물성 식품 위주로 식생활을 변경하자, 14명의 환자들 모두 불과 18일 만에 평균 32퍼센트나 줄었습니다. 구체적으로는 혈중 콜레스테롤 수치가 평균 206mg/dℓ에서

141mg/dℓ으로 줄었습니다. 다음의 도표는 인슐린 투여량에 관한 것입니다.

| 제1형 · 제2형 환자 16명

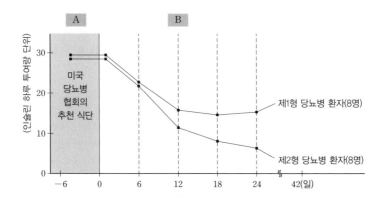

위의 도표는 식사가 인슐린 투여량에 어떤 영향을 미치는지를 보여주는 것으로, A 부분은 미국당뇨병협회가 추천하는 식사, B 부분은 앤더슨 박사가 추천하는 식물성 위주의 식사를 했을 때의 인슐린 투여량 변화를 나타낸 것입니다. 미국당뇨병협회가 추천하는 식사를 할 때는 인슐린 투여량의 변화가 없었지만, 식물성 식품 위주로 식생활을 변경했을 때는 제1형 · 제2형 환자 모두 급격히 감소했음을 알 수 있습니다. 특히 제2형 당뇨병 환자 8명은 42일 만에 인슐린 투여를 중단했다고 수록돼 있습니다.

저의 지인 중 한 여성은(61세) 점심을 먹으면 식곤증으로 몹시 피곤해 했습니다. 당뇨가 의심돼 2019년 3월 29일 보건소에 함께 가서 오후 4시에 측정한 혈당 수치는 176, 당화혈색소 비율은 7.1로 상당히 높은 편이었습니다. 측정한 곳이 보건소가 아닌 병원이었다면 당연히 당뇨병이라는 진단과 함께 반드시 약을 복용해야 한다는 말을 듣는 정도의 높은 수치였습니다. 하지만 다행히 기초 체온은 36.5도, 혈압은 118/76mmHg으로 정상 범위에 속했습니다.

그래서 먼저 과감하게 신선한 식물성 식품 위주의 식생활로 변경해보고 그래도 변화가 없으면 그때 약물을 복용할 것을 조언했습니다. 아침은 채소주스와 과일주스 한잔씩, 점심은 샐러드에 '발아현미(20)+잡곡(10)+고구마(20)+쥐눈이콩(50)'의 비율로 식사를 하고, 저녁 식사는 점심보다 식사량을 줄이고 과일 위주로 전환하도록 했습니다.

110일 정도가 지난 7월 16일 병원에서 재검사한 결과, 당화혈색소 비율은 6.4로 내려갔습니다. 이에 자신감을 얻고 8월 초에는 식사하지 않고 포도만 먹는 포도 단식요법을 1주일간 한 후, 9월 11일에 재검사했는데, 당화혈색소 비율이 5.8로, 정상이었습니다.

제가 당뇨병 예방 강의를 할 때마다 가장 많이 받는 질문 중 하나는 "예방과 개선을 위한 음식에는 주로 어떤 것이 좋습니까?"입니다. 저는 이러한 질문을 받을 때마다 기억하기 쉽도록 '고·당·산'은 멀리하고 '탄음식'은 줄이고 '식·해·콩·물'을 좋아하라고 말합니다. 이를 구체적으로 설명하면 다음과 같습니다.

❖ 고: 고GI 식품을 멀리하라

고GI식품이란, 탄수화물이 포함된 음식을 섭취한 후 1시간 이내에 혈당 수치가 급격히 올라가는 식품을 가리킵니다. 이는 포도당을 100으로 했을 때의 상대적인 지수입니다. 당뇨병 환자와 예비군이 가장 신경써서 멀리해야 할 GI 70 이상의 식품에는 단순 탄수화물과 가공식품입니다.

❖ 당: 당화물질을 멀리하라

어떤 음식이든 120도 이상의 고온으로 조리하거나, 굽거나, 기름에 튀기면 당화물질이 생성되는데, 이를 음식으로 섭취하면 혈액이 끈적끈적해집니다. 또한 몸속에서 과잉의 포도당이 단백질에 들러붙은 '당화물질'이 쌓이면 동맥경화, 뇌에 쌓이면 치매, 혈액에 지나치게 많으면 혈액순환 장애를 일으켜 당뇨병 촉진제 역할을 합니다(좀 더 자세한 내용은 168쪽을 참조하기 바랍니다).

❖ 산: 산성 식품을 멀리하라

산성 식품이란, 식품공장의 가공 과정에서 대부분의 비타민과 미네랄이 제거된 백미와 밀가루, 화학물질 또는 설탕·과당 같은 인공 감미료가 첨가된 가공식품을 가리킵니다. 이러한 산성 식품을 지속적으로 섭취하면 신체에서는 이를 중화시키기 위해 다량의 칼슘과 미네랄을 소모하면서 불필요한 에너지를 빼앗기기 때문에 면역력이 약화돼 온갖 질병을 일으키는 원인 물질이 됩니다.

❖ 탄: 탄수화물을 줄여라

3대 영양소(탄수화물, 지방, 단백질) 중에서 혈당 수치를 높이는 식품은 오로지 탄수화물뿐입니다. 탄수화물(당질) 1그램은 건강한 사람의 혈당 수치를 0.8~1.0mg/dℓ 상승시키지만, 제2형 당뇨병 환자의 경우는 3mg/dℓ, 즉 3배 이상 상승시킵니다. 따라서 당뇨병 환자와 예비군은 탄수화물 섭취량을 건강한 사람의 3분의 1로 줄여야 합니다.

❖ 식: 식초와 식이섬유를 좋아하라

우리가 섭취하는 음식물 중에서 당뇨병 예방과 개선에 가장 유익한 식품은 식이섬유가 풍부한 채소입니다. 채소에는 식이섬유뿐 아니라 비타민과 미네랄이 골고루 포함돼 있어, 포도당, 과당, 유당과 같은 당(糖)을 흡착해 소장에서 서서히 흡수되게 해 혈당 수치의 급격한 상승을 억제하기 때문에 당뇨병 예방과 개선에 빼놓을 수 없는 식품입니다(좀 더 자세한 내용은 184쪽을 참조하기 바랍니다).

❖ 해: 해산물을 좋아하라

해산물에는 '해조류'와 '생선' 두 종류가 있는데, 특히 해조류에는 당뇨병 예방과 개선에 필수적인 칼슘과 마그네슘을 비롯해 다양한 미네랄이 포함돼 있으므로 매일 섭취해야 합니다. 등푸른생선은 양질의 단백질과 오메가3 계열의 지방산이 많아 면역력 향상과 혈액순환 및 염증 완화에 도움을 줍니다. 하지만 생선은 산성 식품에 속한 동물성 단백질이기 때문에 소화·흡수 과정에서 암모니아가 발생하므로 지나치게 많이 섭취하는 것은 권하지 않습니다.

❖ 콩: 콩 식품을 좋아하라

당뇨병 환자와 예비군에 속해 있다면 콩을 적극적으로 먹어야 합니다. 콩에는 탄수화물, 지방, 단백질뿐 아니라 혈당 수치를 낮추는 데 많은 도움이 되는 비타민, 미네랄이 포함돼 있고, 대표적인 항산화물질인 사포닌과 이소플라본이 많이 포함된 완전식품입니다. 비만인과 당뇨병 환자는 날씬한 몸매와 건강이라는 두 마리의 토끼를 잡기 위해서는 콩을 적극적으로 섭취할 것을 권합니다.

❖ 물: 게르마늄 생수를 좋아하라

일본에서 발행된 '구시다 신이치로'의 『게르마늄은 암에 효과가 있다(ゲルマニウムはガンに効く)』(1985년 출판)라는 책에는 식생활을 식물성 식품 위주로 바꾸고 게르마늄 광천수를 꾸준히 마신 결과, 당뇨병과 암을 비롯해 간질환과 심근경색이 치유된 경험담이 수록돼 있습니다. '게르마늄'은 프랑스 루르드 생수 덕분에 전 세계적으로 알려진 미네랄의 일종으로, 당뇨병 환자에게 매우 유익한 역할을 하는 물질입니다.

제가 당뇨병 예비군과 환자에게 추천하는 게르마늄 생수는, 인터넷 검색창에 'iTQi'(국제맛품평회)에서 금상을 수상한 게르마늄 생수'를 입력하면 확인할 수 있습니다. 프랑스의 '에비앙'을 능가하는 세계적인 생수가 우리나라에서 생산·수출되고 있다는 것이 자랑스럽습니다.

당뇨병은 소리 없이 다가오는 무서운 질병이므로 두 눈을 크게 뜨고 살피지 않으면, 국가적으로나 개인적으로 엄청난 의료비를 부담해야 합니다. 이러한 심각성을 알고 이미 몇몇 나라에서는 예방과 개선에 힘을 쏟고 있습니다.

대표적으로 독일은 '단식요법'을 국가 차원에서 권장하고 있습니다. 또한, 일본은 2010년부터 정기검진에 '당화혈색소 검사'를 추가했고, 2014년부터 약국에서도 간단하게 혈당을 체크할 수 있도록 법률을 개정했습니다. 그 결과, 2007년 1,320만 명이던 환자의 수가 2011년부터 줄어들기 시작해 2016년에는 1,000만 명으로 감소했습니다.

이제는 우리나라도 당뇨병의 예방과 개선을 '강 건너 불 보듯' 외국의 사례를 구경만 하고 있어서는 안 됩니다. 국가적으로는 법률을 개정해 '당화혈색소 검사'를 본격적으로 도입하고, 개인적으로는 자주 '식후 혈당 체크'를 해 예방에 힘써야 합니다.

다시 말하지만 당뇨병이 생긴 후에 약물로 혈당을 관리하는 것보다 미리 숨어 있는 당뇨병을 찾아내 예방 및 개선하는 것이 무엇보다 중요합니다. 그래서 이 책이 출간되는 대로 다음과 같은 주제로 '김영진의 9988(구구팔팔) 스마일 건강 강좌'를 개최하고자 합니다.

- 다이어트에 성공하려면?
- 숨어 있는 당뇨병을 찾아내 예방하려면?
- 알츠하이머 치매와 파킨슨병을 예방하려면?

비만, 숨어 있는 당뇨병, 알츠하이머 치매, 파킨슨병 등의 예방에 관심이 있는 분들은 네이버 블로그 검색창에 '9988 스마일클럽'을 입력해 21세기의 최신 영양학인 '효소 이야기'를 꼭 읽어보시기 바랍니다.

이 책을 보는 모든 분들이 99세까지 88하게 날씬한 몸매로 당뇨병과 치매 걱정 없이 가족들과 웃으면서 인생을 즐길 수 있다면 이보다 더한 행복은 없다고 생각합니다.

2019년 늦가을
김영진

참고문헌

- 《Become Younger》, Norman W. Walk, Norwalk Press, 1949.
- 《BRAIN MAKER》, David Perlmutter, Kristin Loberg, LITTLE, BROWN AND COMPANY, 2015.
- 《COLON HEALTH》, Norman W. Walk, Norwalk Press, 1979.
- 《EARL MINDELL'S VITAMIN BIBLE》, Earl Mindell, Scribner, 1981.
- 《FAT CHANCE》, Robert H. Lustig, Fourth Estate Ltd, 2014.
- 《FOOD ENZYMES FOR HEALTH AND LONGEVITY》, Edward Howell, Lotus Press, 1994.
- 《Fresh Vegetable and Fruit Juices》, Norman W. Walk, Norwalk Press, 1970.
- 《GRAIN BRAIN》, David Perlmutter, Kristin Loberg Little, Brown and Company, 2013.
- 《HOW NOT TO DIE》, Michael Greger, Gene Stone, Pan Books, 2015.
- 《Pure & Simple Natural Weight Control》, Norman W. Walk, Norwalk Press, 1981.
- 《The China Study》, T. Colin Campbell, Thomas M. Campbell, BenBella Books, 2004.
- 《Text Books of Nutrition Therapy Institute》, 편집부, Nutrition Therapy Institute, 2017.
- 《Water Can Undermine Your Health》, Norman W. Walk, Norwalk Press, 1974.
- 《WHEAT BELLY》, William Davis, Thorsons, 2015.

- 《1주일에 하루 단식하면 만병이 치유된다(週1斷食で万病が治る)》, 미우라 나오키, 마키노출판, 2016.
- 《2주 만에 효과가 나타나다! <시라사와식> 케톤 식사법(2週間で効果がでる！<白澤式> ケトン食事法)》, 시라사와 다쿠지, 간키출판, 2012.

- 《3일 굶으면 70퍼센트 치유된다(3日食べなきゃ7割治る)》, 후나세 슌스케, 상고칸, 2014.
- 《10킬로그램 쉽게 다이어트 하는 법(10キロ楽にやせる方法)》, 후지타 고이치로, 가도카와, 2016.
- 《16가지 늙지 않는 습관(16の老けない習慣)》, 미츠오 다다시, 주부의벗사, 2016.
- 《40세가 넘으면 하루 두 끼 드세요(40歳過ぎたら「1日2食」にしなさい)》, 후지시로 히로시, 미카사쇼보, 2015.
- 《50세부터는 탄수화물을 먹지 마세요(50歳からは炭水化物をやめなさい)》, 후지타 고이치로, 다이와쇼보, 2013.
- 《100세까지 건강의 비밀은 인슐린에 있었다(100歳まで元氣の秘密はインスリンにあった)》, 시라사와 다쿠지, 다카라지마샤, 2015.
- 《100세까지 건강한 사람은 무엇을 먹고 있을까?(100歳まで元氣な人は何を食べているか?)》, 벤노 요시미. 미카사쇼보, 2016.
- 《가늘게 썬 한천 건강법(細切り寒天健康法)》, 츠루미 다카후미, 가자히노붕코, 2019.
- 《가장 흔한 채소의 기묘한 이야기(身近な野菜の奇妙な話)》, 모리 아키히코, SB크리에티브, 2018.
- 《가족 건강은 원적외선을 잘 활용한다(健康家族は遠赤外線上手)》, 원적외선연구회, 고사이도, 1997.
- 《가족 모두가 건강해지는 먹는 법 사전(家族みんなが病気にならない食べ方事典)》, 야마다 도요후미, 현대서림, 2013.
- 《건강 양생법 요령을 알 수 있는 책(健康養生法のコツがわかる本)》, 고다 미츠오, 상고칸, 2015.
- 《건강해지고 싶으면 탄수화물을 먹지 마세요(健康になりたければ糖質をやめなさい)》, 후쿠다 가즈노리, 사이즈사, 2014.
- 《게르마늄 온욕으로 '체지방'이 분해돼 다이어트가 된다(ゲルマニウム温浴で「体脂肪」燃え!ダイエット)》, 야마사키 신지, 겐다이쇼린, 2005.
- 《게르마늄은 암에 효과가 있다(ゲルマニウムはガンに効く)》, 구시다 신이치로, 헬스연구소, 1985.

- 《게르마늄은 효과가 좋다(ゲルマニウムはよく効く)》, 우에노 사부로 · 츠카모토 히로유키, 헬스연구소, 1991.
- 《게르마늄 혁명(ゲルマニウム革命)》, 마토바 다미지, 겐다이쇼린, 1996.
- 《경이로운 효능 · 원적외선 요법(驚異の効能 · 遠赤外線療法)》, 구로카와 다네오미, 고사이도, 1999.
- 《경이로운 천연 항아리 식초−혈액이 젊어지다(敬異の天然つぼ酢−血液が若がえる)》, 후지노 다케히코, 고단샤, 1997.
- 《그 식용유가 당신을 죽인다(そのサラダ油があなたを殺す)》, 야마시마 데츠모리, SB크리에이티브, 2016.
- 《기적이 일어나는 반일 단식(奇跡が起こる半日断食)》, 고다 미츠오, 마키노출판, 2001.
- 《날씬해졌다! 치유됐다! 음이온 물 건강법(やせた!治った!マイナスイオン水健康術)》, 야마노이 노보루, 주부의벗사, 2000.
- 《날씬해지고 싶으면 장내 '비만세균'을 줄이세요(ヤセたければ腸内「デブ菌」を減らしなさい)》, 후지타 고이치로, 와니플러스, 2017.
- 《남성 · 50대부터 탄수화물 제한(男 · 50代からの糖質制限)》, 에베 고지, 동양경제신보사, 2018.
- 《노화는 장으로 멈출 수 있었다(老化は腸で止められた)》, 미츠오카 도모타리, 세이슌출판사, 2014.
- 《뇌가 되살아나는 단식 파워(脳がよみがえる断食力)》, 야마다 도요후미, 세이슌출판사, 2013.
- 《뇌 혈액순환이 잘 되게 하는 책(脳の血液をサラサラにする本)》, 편집부, 주부와 생활사, 2001.
- 《늙지 않는 사람은 이것을 먹고 있다(老けない人はこれを食べている)》, 마키타 젠지, 신세이출판사, 2019.
- 《니시식 건강독본(西式健康讀本)》, 니시 가츠조, 농산어촌문화협회, 1979.
- 《니시식 건강법 입문(西式健康法入門)》, 니시식 건강법 · 니시회 본부, 히라카와출판사, 1993.

- 《단식이 건강을 위한 최고의 방법이다(断食が健康のための最高の方法だ)》, 이시하라 유미, 왓쿠, 2014.
- 《단식 주스·다이어트(ファスティングジュース·ダイエット)》, 야마다 도요후미, PHP 연구소, 2012.
- 《당뇨병·고혈압·비만은 이것으로 격퇴(糖尿病·高血壓·肥滿はこれで擊退!)》, 츠루미 다카후미·고지마 요시타네, 유코도, 2016.
- 《당뇨병과 췌장암(糖尿病と膵臓がん)》, 나가오 가즈히로, 북맨사, 2018.
- 《당뇨병 식사요법을 위한 식품교환표(糖尿病食事療法のための食品交換表)》, 일본당뇨병학회, 분코도, 2017.
- 《당뇨병은 글루카곤의 반란이었다(糖尿病はグルカゴンの反乱だった)》, 와사다 다로, 세이와쇼텐, 2019.
- 《당뇨병을 치유하고 싶은 사람은 '돼지감자'를 드세요(糖尿病を治したい人は「キクイモ」を食べなさい)》, 오카 무네오, 주부의벗사, 2013.
- 《당신을 살리는 물, 죽이는 물(あなたを生かす水,殺す水)》, 사토 세이시, 고사이도, 1993.
- 《돼지감자란 무엇인가?(菊芋ってなに?)》, 다카하시 겐보쿠, 다카쇼보유미프레스, 2014.
- 《들기름으로 30세 젊어지다(エゴマオイルで30歳若返る)》, 나구모 요시노리, 가와데쇼보, 2015.
- 《마그네슘의 엄청난 파워(マグネシウムのすごい力)》, 요코타 구니노부, 주부의벗사, 2019.
- 《마늘 약식 레시피(ニンニク藥食レシピ)》, 편집부, 마키노출판, 2014.
- 《마시는 물, 나오는 물, 물 건강법(飲む水,出る水,水の健康法)》, 고노 도모미·야스다 미츠야·오오타 마사코, 농산어촌문화협회, 1993.
- 《만성 염증을 억제하세요(慢性炎症を抑えなさい)》, 구마자와 요시오, 푸라이무와코, 2017.
- 《만화로 배우는 자연치유력 시스템(マンガでわかる自然治癒力のしくみ)》, 이쿠타 사토시, SB크리에이티브, 2014.

- 《먹으면 안 되는, 먹어도 되는 첨가물(食べてはいけない、食べてもいい添加物)》, 와타나베 유지, 다이와쇼보, 2014.
- 《먹지 않는 생활 방식(食べない生き方)》, 모리 미치요, 산마쿠출판, 2013.
- 《모세혈관이 수명을 늘린다(毛細血管が寿命をのばす)》, 네고로 히데유키, 세이슌출판사, 2017.
- 《모세혈관으로 세포 파워는 향상된다(毛細血管で細胞力は上がる)》, 하시모토 요이치로, 쇼각칸, 2017.
- 《모세혈관은 늘리는 것이 제일이다(毛細血管は増やすが勝ち)》, 네고로 히데유키, 슈에이샤, 2017.
- 《몸속 염증을 억제하면 병이 발생하지 않는다(体内の炎症を抑えると病気にならない)》, 이케타니 도시로, 미카사쇼보, 2017.
- 《물로 혈액순환이 잘되게(水で血液サラサラ)》, 편집부, 다카라지마샤, 2001.
- 《물 박사의 생수 건강법(水博士の生水健康法)》, 가와하타 아이요시, 민중사, 1995.
- 《물, 생명과 건강 과학(水、いのちと健康の科学)》, 니와 유키에, 비즈니스사, 1997.
- 《물을 마시는 건강법(水を飲む健康法)》, 가와하타 아이요시, 고단샤, 1994.
- 《물의 과학(水の科学)》, 미시마 이사무·마스미츠 히로시, 나츠메샤, 2001.
- 《물의 신비함-감춰진 에너지를 과학화하다(水の不思議-秘められた力を科学する)》, 마츠이 겐이치, 닉칸공업신문사, 1997.
- 《물이 당신의 질병을 치유한다(水があなたの病を癒す)》, 하야시 히데미츠, 롱세라즈, 1994.
- 《미네랄 결핍증 공포(ミネラル缺乏症の恐怖)》, 도키 유센, 겐다이쇼린, 1997.
- 《미네랄 결핍 증후군(ミネラル缺乏症症候群)》, 사카이 마사오, 겐다이쇼린, 1991.
- 《미네랄 북(ミネラルBook)》, 기무라 야스코·오오츠카 히로시, 매거진하우스, 1995.
- 《미네랄 이야기(ミネラルのはなし)》, 다니코시 긴지, 일본실업출판사, 1997.
- 《미토콘드리아는 녹색을 좋아한다(ミトコンドリアはミドリがお好き!)》, 고구레 신이치, 동경도서출판, 2015.
- 《미토콘드리아 혁명(ミトコンドリア革命)》, 우노 가츠아키, CVA출판기획, 2011.

- 《밀은 지금 당장, 먹지 마세요(小麦は今すぐ、やめなさい)》, 포부스 야요이, 스페셜 네트워크, 2018.
- 《밥을 안 먹으면 당뇨병은 개선된다(主食を抜けば糖尿病は良くなる)》, 에베 고지, 동양경제신보사, 2014.
- 《보양식으로 질병을 예방한다(食養生で病気を防ぐ)》, 츠루미 다카후미, 효겐샤, 2013.
- 《불로장수(不老腸壽)》, 무라타 기미히데, 겐토샤, 2016.
- 《비타민을 모두 알 수 있는 책(ビタミンがスンナリわかる本)》, 마루모토 야스오, 라이프사이언스연구소, 1997.
- 《빵과 우유는 지금 당장 먹지마세요(パンと牛乳は今すぐやめなさい)》, 우치야마 요코, 마키노출판, 2017.
- 《생채식요법(生菜食療法)》, 고다 미츠오, 슌쥬샤, 2017.
- 《설탕을 끊으면 10년 젊어진다(砂糖をやめれば10歳若返る！)》, 시라사와 다쿠지, 베스트세라즈, 2012.
- 《설탕을 끊으면 우울증에 걸리지 않는다(砂糖をやめればうつにならない)》, 이쿠타 사토시, 가도카와쇼텐, 2012.
- 《세균 활성화로 질병의 90퍼센트는 예방할 수 있다(菌活で病気の9割は防げる)》, 벤노 요시미, 실업지업사, 2014.
- 《세포부터 건강해지는 식사(細胞から元気になる食事)》, 야마다 도요후미, 신쵸샤, 2015.
- 《아침만 단식(朝だけ断食)》, 츠루미 다카후미, 각켄플러스, 2015.
- 《약에 의존하지 않고 혈당 수치를 내리는 방법(薬に頼らず血糖値を下げる方法)》, 미즈노 마사토, 아치부멘토출판, 2018.
- 《약에 의존하지 않고 혈당 수치를 내리는 방법(薬に頼らず血糖値を下げる方法)》, 요시다 도시히데, 다카라지마샤, 2018.
- 《약에 의존하지 않고 혈압을 내리는 방법(薬に頼らず血壓を下げる方法)》, 가토 마사토시, 아치부멘토출판, 2017.
- 《엄청난 열 자극(すごい熱刺激)》, 이모토 구니아키, 산마쿠출판, 2016.

- 《에베 고지의 탄수화물 제한 혁명(江部康二の糖質制限革命)》, 에베 고지, 동양경제신보사, 2017.
- 《여성을 위한 자연 건강법(女性のためのナチュラル・ハイジーン)》, 마츠다 마미코, 구스코출판, 2007.
- 《열충격단백질 가온 건강법(ヒートショックプロティン加温健康法)》, 이토 요코, 호켄, 2018.
- 《온열·다각적 면역강화요법(溫熱·多角的免疫强化療法)》, 요시미즈 노부히로, 중앙아토출판사, 2009.
- 《올리브기름의 장 효과(オリーブオイルの腸効果)》, 마츠이케 츠네오, 문화출판국, 2015.
- 《왜 마가린은 몸에 나쁜가?(なぜ,マーガリンは体に悪いか)》, 야마다 도요후미, 고사이도출판, 2015.
- 《왜 우유는 몸에 나쁜가(なぜ牛乳は体に悪いのか)》, 프랑크 오스키, 동양경제신보사, 2014.
- 《요구르트에 숨겨진 유산균의 비밀(ヨーグルトに隠された乳酸菌の秘密)》, 가부라키 오사오, 교도통신사, 2012.
- 《우유는 어린이에게 좋지 않다(牛乳は子どもによくない)》, 사토 아키오, PHP연구소, 2015.
- 《원적외선과 의료혁명(續·遠赤外線と醫療革命)》, 마에다 가로·아즈마 요시히코, 도세이샤, 2001.
- 《원적외선 요법의 과학(遠赤外線療法の科學)》, 야마자키 도시히코, 인간과 역사사, 1991.
- 《원적외선·광냉난방혁명(遠赤外線光冷暖革命)》, 사사키 히사오, 인간과 역사사, 2012.
- 《유산 발효 양배추 건강 생활(乳酸醱酵キャベツ健康生活)》, 이시하라 유미, 일본문예사, 2016.
- 《음식양생대전(食物養生大全)》, 츠루미 다카후미, 효겐샤, 2017.
- 《이것은 효과가 있다! 음식으로 치유하는 최신 영양성분사전(これは効く！食べて治す

最新栄養成分事典)》, 편집부, 주부의벗사, 2017.

- 《이해하기 쉬운 당뇨병 텍스트(わかりやすい糖尿病テキスト)》, 당뇨병교실운영위원회, 지호, 2018

- 《인생은 80세부터(人生は80歳から)》, 히로세 노부요시, 마이니치신문출판, 2015

- 《인생 100년의 시대에 늙지 않는 식사(人生100年時代の老いない食事)》, 후지타 고이치로, 포레스토출판, 2018.

- 《인생 최후의 다이어트(人生最後のダイエット)》, 고바야시 익코, 아사히신문출판, 2012.

- 《읽기만 해도 날씬해지는 말(読むだけでやせる言葉)》, 모리 다쿠로, 디스커버21, 2017.

- 《장내 세균집단의 진실(腸内フローラ10の真実)》, NHK특별취재반, 주부와 생활사, 2015.

- 《장내혁명, 장은 제2의 뇌(腸内革命,腸は第二の脳である)》, 후지타 고이치로, 가이류샤, 2013.

- 《장 면역력 다이어트(腸免疫力ダイエット)》, 가토 구미코, 일본문예사, 2012.

- 《장수하고 싶으면 빵은 먹지마라(長生きしたけりゃパンは食べるな)》, 포부스 야요이, SB크리에이티브, 2016.

- 《장수하고 싶으면 토마토와 양파를 드세요(長生きしたけりゃ、トマトとたまねぎを食べなさい)》, 시라토리 사나에, PHP연구소, 2015.

- 《장수하는 식사(長生きする食事)》, 미츠오 다다시, 아치부멘토출판, 2018.

- 《질병에 걸리지 않는 생활 사전(病気にならない暮らし事典)》, 홈마 신지로, 세븐&아이출판, 2016.

- 《질병을 알고, 예방하고, 치유하는, 새로운 가정의학(病気を知る, 防ぐ, 治す, 新·家庭の医学)》, 후지와라 히로미, 겐다이쇼린, 2017.

- 《천연 인슐린 '돼지감자'로 혈당 수치가 내려갔다! 치유됐다!(天然インスリン「キクイモ」で血糖値が下がった!治った!)》, 야마다 요시키, 겐다이쇼린, 2001.

- 《첫걸음은 그림으로 배우는 생화학(初めの一歩は絵で学ぶ生化学)》, 이쿠타 사토시, 지호, 2013.

- 《천연 멀티 비타민으로 질병은 조금씩 개선된다(天然型マルチビタミンで病気はどんどんよくなる)》, 고즈 겐이치, 호메이도쇼텐, 1989.
- 《최고의 보양식(最高の食養生)》, 츠루미 다카후미, 효겐샤, 2018.
- 《치유하는 물, 건강을 해치는 물(癒す水・蝕む水-世界の水と病気)》, 후지타 고이치로, 일본방송출판협회, 1996.
- 《컨디션이 안 좋을 때는 타액을 늘려 해소한다(体の不調は「唾液」を増やして解消する)》, 모리 아키라, PHP연구소, 2015.
- 《탄수화물 과식으로 일찍 죽으면 안 됩니다(炭水化物の食べすぎで早死してはいけません)》, 에베 고지, 동양경제신보사, 2014.
- 《파동을 알고 100세까지 살자(波動を知って100歳を得よう)》, 히비 다카요시, 문화창작출판, 1997.
- 《평생 끊어지지 않고, 막히지 않는 튼튼한 혈관을 만드는 책(一生切れない、詰まらない強い血管をつくる本)》, 시마다 가즈유키, 나가오카쇼텐, 2017.
- 《피로도 비만도 '숨은 저혈압'이 원인이었다(疲労も肥満も「隠れ低血圧」が原因だった!)》, 미조구치 도오루, 마키노출판, 2017.
- 《하루 한 끼! 실천해 봤습니다(1日1食!!やってみました)》, 후나세 슌스케, 상고칸, 2014.
- 《하루 세 끼 먹지 마세요(1日3食をやめなさい)》, 우츠미 사토루, 아사출판, 2014.
- 《헤모글로빈A1c 자신이 낮추는 101가지 요령(ヘモグロビンA1c自分で下げる101のワザ)》, 건강편집부, 주부의벗사, 2018.
- 《혈관과 혈류를 깨끗하게만 하면 당뇨병은 엄청 개선된다(血管と血流をきれいにするだけで糖尿病はグン!とよくなる)》, 기무라 슈이치, 종합과학출판, 2018.
- 《혈당 수치를 낮추는 책(血糖値を下げる本)》, 편집부, 주부와 생활사, 2001.
- 《혈액 순환을 좋게 하는 책(血液をサラサラにする本)》, 편집부, 주부와 생활사, 2000.
- 《혈액을 정화하여 질병을 예방한다(血液をきれいにして病気を防ぐ、治す)》, 모리시타 게이이치, 고단샤, 2016.
- 《활성산소는 이렇게 예방한다(活性酸素は、こうして防ぐ)》, 우루시야마 오사무, 쇼각칸, 1995.

- 《활성산소를 극복하는 녹차성분 카테킨의 경이로움(活性酸素に克つ緑茶成分カテキンの敬異)》, 히라마츠 미도리, 간키출판, 1997.
- 《AGE 데이터북(AGEデータブック)》, 야마기시 쇼이치, AGE연구협회, 2019.
- 《HSP가 질병을 치유한다(HSPが病気を治す)》, 이토 요코, 비즈니스사, 2011.
- 《HSP와 분자 샤페론(HSPと分子シャペロン), 미즈시마 도오루, 고단샤, 2012.
- 《NS유산균이 질병을 예방한다(NS乳酸菌が病気を防ぐ)》, 진펭, PHP연구소, 2012.

찾아보기

Foreign Copyright:
Joonwon Lee
Address: 3F, 127, Yanghwa-ro, Mapo-gu, Seoul, Republic of Korea
3rd Floor
Telephone: 82-2-3142-4151, 82-10-4624-6629
E-mail: jwlee@cyber.co.kr

당뇨병 예방·개선 가이드북

당뇨병 걱정 없이 건강하게 사는 법

2019. 11. 26. 1판 1쇄 발행
2023. 2. 22. 1판 2쇄 발행

지은이 | 김영진
펴낸이 | 이종춘
펴낸곳 | BM (주)도서출판 성안당
주소 | 04032 서울시 마포구 양화로 127 첨단빌딩 3층(출판기획 R&D
| 10881 경기도 파주시 문발로 112 파주 출판 문화도시(제작 및 물류)
전화 | 02) 3142-0036
| 031) 950-6300
팩스 | 031) 955-0510
등록 | 1973. 2. 1. 제406-2005-000046호
출판사 홈페이지 | **www.cyber.co.kr**
ISBN | 978-89-315-8855-2 (03510)
정가 | 16,000원

이 책을 만든 사람들
책임 | 최옥현
진행·편집 | 정지현
교정·교열 | 안종군
본문 디자인 | 이미연
표지 디자인 | 박원석
홍보 | 김계향, 유미나, 이준영, 정단비
국제부 | 이선민, 조혜란
마케팅 | 구본철, 차정욱, 오영일, 나진호, 강호묵
마케팅 지원 | 장상범
제작 | 김유석

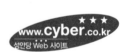

이 책의 어느 부분도 저작권자나 BM (주)도서출판 성안당 발행인의 승인 문서 없이 일부 또는 전부를 사진 복사나 디스크 복사 및 기타 정보 재생 시스템을 비롯하여 현재 알려지거나 향후 발명될 어떤 전기적, 기계적 또는 다른 수단을 통해 복사하거나 재생하거나 이용할 수 없음.

■ 도서 A/S 안내

성안당에서 발행하는 모든 도서는 저자와 출판사, 그리고 독자가 함께 만들어 나갑니다.
좋은 책을 펴내기 위해 많은 노력을 기울이고 있습니다. 혹시라도 내용상의 오류나 오탈자 등이 발견되면 **"좋은 책은 나라의 보배"**로서 우리 모두가 함께 만들어 간다는 마음으로 연락주시기 바랍니다. 수정 보완하여 더 나은 책이 되도록 최선을 다하겠습니다.
성안당은 늘 독자 여러분들의 소중한 의견을 기다리고 있습니다. 좋은 의견을 보내주시는 분께는 성안당 쇼핑몰의 포인트(3,000포인트)를 적립해 드립니다.

잘못 만들어진 책이나 부록 등이 파손된 경우에는 교환해 드립니다.